Mabrouk Bahloul
Anis Chaari
Mounir Bouaziz

La Steatose Hépatique Aiguë Gravidique

Mabrouk Bahloul
Anis Chaari
Mounir Bouaziz

La Steatose Hépatique Aiguë Gravidique

La stéatose hépatique aiguë gravidique: Etude clinique, Physiopathologie et Prise En Charge Thérapeutique

Presses Académiques Francophones

Impressum / Mentions légales
Bibliografische Information der Deutschen Nationalbibliothek: Die Deutsche Nationalbibliothek verzeichnet diese Publikation in der Deutschen Nationalbibliografie; detaillierte bibliografische Daten sind im Internet über http://dnb.d-nb.de abrufbar.
Alle in diesem Buch genannten Marken und Produktnamen unterliegen warenzeichen-, marken- oder patentrechtlichem Schutz bzw. sind Warenzeichen oder eingetragene Warenzeichen der jeweiligen Inhaber. Die Wiedergabe von Marken, Produktnamen, Gebrauchsnamen, Handelsnamen, Warenbezeichnungen u.s.w. in diesem Werk berechtigt auch ohne besondere Kennzeichnung nicht zu der Annahme, dass solche Namen im Sinne der Warenzeichen- und Markenschutzgesetzgebung als frei zu betrachten wären und daher von jedermann benutzt werden dürften.

Information bibliographique publiée par la Deutsche Nationalbibliothek: La Deutsche Nationalbibliothek inscrit cette publication à la Deutsche Nationalbibliografie; des données bibliographiques détaillées sont disponibles sur internet à l'adresse http://dnb.d-nb.de.
Toutes marques et noms de produits mentionnés dans ce livre demeurent sous la protection des marques, des marques déposées et des brevets, et sont des marques ou des marques déposées de leurs détenteurs respectifs. L'utilisation des marques, noms de produits, noms communs, noms commerciaux, descriptions de produits, etc, même sans qu'ils soient mentionnés de façon particulière dans ce livre ne signifie en aucune façon que ces noms peuvent être utilisés sans restriction à l'égard de la législation pour la protection des marques et des marques déposées et pourraient donc être utilisés par quiconque.

Coverbild / Photo de couverture: www.ingimage.com

Verlag / Editeur:
Presses Académiques Francophones
ist ein Imprint der / est une marque déposée de
AV Akademikerverlag GmbH & Co. KG
Heinrich-Böcking-Str. 6-8, 66121 Saarbrücken, Deutschland / Allemagne
Email: info@presses-academiques.com

Herstellung: siehe letzte Seite /
Impression: voir la dernière page
ISBN: 978-3-8381-7294-1

LA STEATOSE HEPATIQUE AIGUË GRAVIDIQUE:

Etude clinique, Physiopathologie et Prise En Charge Thérapeutique

Mabrouk Bahloul[1], Anis Chaari[1], Mounir Bouaziz[1].

1. Service de Réanimation médicale. Hôpital Habib Bourguiba Route el Ain Km

1 3029 Sfax   Tunisie.

Correspondence to:

Docteur Mabrouk Bahloul.

Professeur Agrégé Service de Réanimation médicale.

Hôpital Habib Bourguiba

Route el Ain Km 1   3029 Sfax   Tunisie.

Tel: 0021698698267

Fax: 00 216 74 242 621

E-mail: bahloulmab@yahoo.fr

MOTS CLES : stéatose hépatique, grossesse, Réanimation

1

I- INTRODUCTION

La stéatose hépatique aiguë gravidique ou maladie de SCHEEHAN est une complication exceptionnelle mais gravissime de la grossesse (2, 5, 51). C'est une entité anatomo-clinique de la grossesse qui a été individualisée en 1940 par SCHEEHAN sous le nom d'« obstetric acute yellow atrophy » (153) et désignée dès 1955 par OBER et LE COMPTE sous le terme de «stéatose hépatique aigue gravidique» (SHAG) (112). Son tableau clinique peut être déroutant. Par ailleurs, son diagnostic est devenu plus aisé ces dernières années ce qui a fait augmenter son incidence (multipliée par 10). Néanmoins malgré le développement des moyens de réanimation, son pronostic reste réservé en dehors d'une prise en charge précoce et adéquate. Pour cela, il nous a paru opportun d'étudier cette pathologie dans notre service.

Bien que son diagnostic soit de plus en plus fréquent, son incidence reste sous-estimée puisque des cas d'intensité modérée et/ou atypiques échappent encore à ce diagnostic (106, 134, 141, 185).

Avant l'année 1980, la SHAG a été considérée rare et son incidence a été estimée à $1/10^6$ accouchements (70, 88).Cette incidence est en augmentation progressive vu la meilleure connaissance et le diagnostic devenant plus aisé de cette pathologie ; en effet, l'incidence rapportée pendant l'année 1996 a varié de 1/6692 à 1/13328 accouchements (39, 128) (elle a été estimée de 1/900 accouchements selon une étude plus récente (43)).

Cette fréquence varie d'un pays à un autre, elle est moins rencontrée dans les pays pauvres et peu médicalisés (141). En effet, en Inde et selon une étude faite entre 1999 et 2000, cette incidence a été estimée à 1/3069 accouchements (174), alors qu'elle a été estimée à 1/900accouchements (43) selon une étude britannique réalisée pendant la même période. En Tunisie, cette incidence a été estimée à 1/8800accouchements en 1990 et à 1/2300accouchements en 1997 (10).

Dans une série locale (2), nous n'avons inclus que des patientes avec un diagnostic confirmé histologiquement et des patientes avec un tableau typique de stéatose hépatique aiguë gravidique, pour cela nous ne pouvons pas estimer l'incidence de cette pathologie dans notre région.

Le but de cette mise au point est de :

1. Décrire les caractéristiques cliniques de la SHAG dans notre région.

2. Détailler les mécanismes physiopathologiques de cette pathologie.

3. Détailler la prise en charge thérapeutique et révéler les derniers progrès dans ce domaine.

4. Dégager les éléments de mauvais pronostic maternel.

II- PHYSIOPATHOLOGIE

La pathogénie de la stéatose aigue gravidique reste mystérieuse. Plusieurs hypothèses physiopathologiques ont été avancées (72, 73).

II-1- *Pathogénie de la stéatose aiguë gravidique*

Le foie est la plaque tournante du métabolisme des triglycérides, il est le siège de leur synthèse de Novo, leur stockage, leur catabolisme et leur sécrétion sous forme de lipoprotéines (151). Les stéatoses hépatiques sont dues essentiellement à une accumulation de triglycérides. Dans la stéatose aiguë gravidique, il semble qu'il s'agit d'une accumulation d'acides gras libres qui peut être due à une anomalie de l'activation des acides gras libres en acétyle Coenzyme A, ou bien, à une diminution de la transformation des acides gras libres en triglycérides (89, 156, 105). Cette accumulation des acides gras libres serait à l'origine d'une insuffisance hépatocellulaire et de modifications ultrastructurales des mitochondries (72, 89). Les conséquences de ces anomalies mitochondriales (151) sont :

* Une anomalie du métabolisme lipidique avec accumulation intra-hépatocytaire de graisses.

* Une anomalie du métabolisme protidique avec défaut de transformation de l'ammoniac en urée à l'origine d'une hyper-ammoniémie, responsable d'une souffrance cérébrale avec altération des astrocytes, modifications des échanges ioniques cellulaires et altération des secrétions des neurotransmetteurs (augmentation du rapport Glutamate–Aspartate/Gaba). L'ensemble de ces perturbations serait à l'origine d'un œdème cérébral pouvant mettre en jeu le pronostic vital.

* Une anomalie du métabolisme glucidique avec appauvrissement des hépatocytes en glycogène d'où une hypoglycémie à répétition.

L'accumulation des acides gras libres se fait au niveau du foie, mais elle pourrait se faire aussi dans d'autres organes en particulier au niveau du cerveau, du cœur ou des reins (146).

II-2- Pathogénie de la dysfonction mitochondriale

La dysfonction mitochondriale observée lors de la stéatose hépatique aiguë gravidique peut être expliquée par plusieurs facteurs (2, 69, 94) :

* Des perturbations hormonales lors de la grossesse.

* Des mutations génétiques.

* Des facteurs extrinsèques.

II-2-1- Rôle de la grossesse

La SHAG est une maladie spécifique de la grossesse. En effet, elle se développe à la fin de la gestation et guérit après l'accouchement. Ainsi, la grossesse présente le principal facteur responsable (72, 73).

II-2-1-1- Rôle de la grossesse unique

Selon GIMBERT et coll. (69), à la fin de la grossesse, il existe une diminution de 40% de l'oxydation des acides gras avec présence d'anomalies morphologiques des mitochondries hépatiques chez les femelles de souris. Ils ont attribué ceci à la diminution de la β oxydation mitochondriale des acides gras et aussi à la diminution de l'activité du cycle de l'acide tricarboxylique au cours de la grossesse chez la souris (69, 72). En effet, la grossesse est caractérisée par une large production de progestérone et d'estrogène, cette l'hypersécrétion d'oestradiol serait à l'origine d'une diminution de la β oxydation mitochondriale (73, 189, 190).

Ainsi, les effets de la grossesse sur les mitochondries hépatiques peuvent être attribués à la sécrétion importante d'oestrogènes et de progestérones et à leurs effets nuisibles sur l'ultrastructure des mitochondries hépatiques et sur leur fonction. Mais, il est important de noter que l'effet de ces hormones sexuelles est modéré puisque la grossesse est bien tolérée chez la plupart des femmes (69). D'autant plus que MIGUIL et coll. (105) ont rapporté un cas de SHAG qui a bien évolué spontanément malgré la poursuite de la grossesse. Pour cela, la diminution modérée de la β oxydation des acides gras à la fin de la grossesse ne semble pas être un facteur suffisant à la survenue de la stéatose aiguë gravidique, d'autres facteurs ont été incriminés (69).

II-2-1-2- Rôle de la grossesse multiple

La SHAG est plus fréquente en cas de grossesse gémellaire (SCHEROLOK, 1983) (164). Ceci peut être dû à une plus grande sécrétion des hormones sexuelles féminines en fin de grossesse et à une diminution plus importante de l'oxydation des acides gras par la mère et les fœtus (69). Cette notion a été confirmée en 1985 par CROUET et Coll. qui ont démontré que 14.5% des grossesses gémellaires sont compliquées de SHAG contre 1.5% des grossesses uniques (46, 128, 139, 146). Récemment, en 1998, KAREN et coll. (94) ont suggéré que la grossesse triple pourrait mettre la femme enceinte devant un risque plus élevé de survenue de SHAG. Ce risque est contribué à la production maternelle très importante d'acides gras libres, à la diminution de leur oxydation et à la production très importante de métabolites d'acides gras par les trois fœtus.

Notre étude (2) est en faveur de cette hypothèse, puisque une grossesse gémellaire a été constatée dans 33.33% des cas.

II-2-2- Rôle des déficits enzymatiques de la β oxydation

Quand les réserves en glycogène sont épuisées, la β oxydation mitochondriale des acides gras libres représente la source d'énergie pour le cerveau, le foie, et les muscles squelettiques (142).

L'hypothèse de déficit enzymatique infra clinique qui pourrait se révéler et se décompenser lors des grossesses a été avancée en 1983 par HAGUE (79). En effet, actuellement, 22 déficits génétiques responsables d'anomalies de la β oxydation mitochondriale associée à la grossesse ont été identifiés (142). Nous allons détailler les déficits les plus fréquents.

II-2-2-1- Les mutations de la longue chaîne du 3-hydroxyacyl-CoA déshydrogénase (LCHAD)

La LCHAD fait partie de la protéine trifonctionnelle (TFP) complexe multi-enzymatique associé à la membrane interne de la mitochondrie (85, 194). Un déficit partiel en LCHAD a été décrit chez quelques femmes ayant une SHAG (2, 53, 89, 194). Ce déficit est habituellement en rapport avec une mutation ponctuelle où une guanine est remplacée par une cystine en position 1528 (85) et rarement, à la mutation C1132T dans le gène codant pour la sous unité α de la TFP (2). Il s'agit d'une mutation qui se transmet selon le mode autosomique récessif avec une prévalence de survenue dans la population générale estimée à 1/62000 (85). En effet, la présence d'un déficit hétérozygote en LCHAD chez une femme enceinte ayant un fœtus présentant un déficit homozygote en LCHAD sera responsable d'une SHAG.

Cette hypothèse a été confirmée par plusieurs études (WILCKEN et coll. et TREEM et coll.) (2, 85, 193, 194). Cependant, SIMS et coll. (69) ont montré que ces mutations de la LCHAD étaient absentes chez 14 cas de SHAG confirmés histologiquement. Ceci peut signifier que ce déficit est rarement associé à la SHAG (2) d'autant plus que la prévalence de cette mutation dans la population générale est estimée à 1/62000 or la prévalence de la SHAG est de 1/5000 grossesses (85). Donc d'autres facteurs peuvent intervenir dans la genèse de la SHAG (TREEM, 1996) (194).

II-2-2-2-Déficience de la courte chaîne acyl-CoA déshydrogénase

En l'an 2000, DIETRICH et coll. (53) ont découvert la déficience de la courte chaîne acyl-CoA déshydrogénase chez un enfant né après une grossesse compliquée de SHAG et chez qui ils s'attendent à trouver une déficience de la longue chaîne 3-hydroxyacyl-CoA déshydrogénase.

II-2-2-3- *Déficience de la chaîne moyenne acyl-CoA déshydrogénase (MCHD)*

Le déficit en MCHD est fréquent dans les anomalies de la β oxydation mitochondriale. En France, une personne/70 porte la mutation A985G de la MCHD qui représente 89% des allèles déficients. Cependant, SIMS et ses collègues ont montré l'absence de ce déficit chez 14 femmes atteintes de SHAG confirmée histologiquement (68).

II-2-2-4- *La délétion 4977 bp de l'ADN mitochondrial*

Les cytopathies mitochondriales sont dues aux déficiences en phosphorylation oxydative qui peut diminuer la β oxydation mitochondriale et causer une stéatose microvésiculaire. Ce désordre peut être dû à la fréquente délétion 4977 bp de l'ADN mitochondrial (67). Cependant, cette délétion a été absente dans le sang des 14 femmes étudiées par SIMS et coll. (69).

En conclusion, quelque soit le type de la mutation génétique, il existe une interaction materno-fœtale qui peut être à l'origine de la SHAG par accumulation du 3-hydroxy acide gras chez le fœtus homozygote et secondairement chez sa mère. Cet acide gras a un effet toxique sur le foie maternel (2).

II-2-3- Rôle des facteurs extrinsèques

Plusieurs facteurs extrinsèques ont été évoqués.

II-2-3-1- Rôle de l'inflammation

Certaines infections mineures ou qui passent inaperçues chez la femme enceinte, sont à l'origine d'une réaction inflammatoire avec une libération de cytokines comme le TNFα (Tumor Necrosis Factor) et l'IFN α et β (Interférons α et β). Ceci peut causer une altération de la fonction mitochondriale responsable d'une accumulation d'acides gras libres dans les hépatocytes (99, 160).

II-2-3-2- Les prises médicamenteuses

Certains médicaments inhibent l'oxydation mitochondriale des acides gras. En effet, il a été prouvé que l'administration de tétracyclines et de DEPAKINE* (valproate de sodium) chez la femme enceinte, peut être à l'origine d'une stéatose microvésiculaire (69, 173). Les anti-inflammatoires non stéroïdiens tels que l'aspirine (170) et le PIRPROFENE (49) ont été également incriminés par une action directe sur la sous unité α du TFP entraînant une inhibition du 3-hydroxyacyl-CoA déshydrogénase (9, 82).

II-2-3-3- Facteurs nutritionnels

En 1983, FELLER (61) a suggéré le rôle d'un déficit en carnitine dans la pathogénie de la SHAG, cet auteur a traité avec succès un cas de SHAG par la carnitine. Cette substance est normalement synthétisée par l'organisme à partir de la lysine et de la méthionine, elle est nécessaire au transport des acides gras à longues chaînes vers les mitochondries lieu de leur oxydation.

II-2-3-4- Autres facteurs

Le stress et autres maladies capables de modifier le métabolisme lipidique ou sexuel, peuvent être intriqués dans la survenue de la SHAG (69).

III-LE TERRAIN

III-1-Les antécédents médico-chirurgicaux

La SHAG affecte généralement des femmes indemnes d'antécédent hépatobiliaire (51, 151). En effet, on ne retrouve pas une notion d'hépatite, d'éthylisme ou de prise médicamenteuse hépatotoxique ni dans notre série, ni dans la littérature.

III-2- Les antécédents gynéco-obstétricaux

III-2-1- La parité

La SHAG est généralement plus fréquente chez les primipares (KAPLAN en 1985, RIELY en 1987 et WATSON en 1990 ont noté une prédominance de cette pathologie chez les primipares (159). Cependant en 1994, MIGUEL a démontré que la SHAG peut s'observer après plusieurs grossesses normales et ceci dans 50% des cas (10). Notre étude s'accorde, plutôt, avec cette derrière hypothèse puisque nous avons trouvé que la SHAG était plus fréquente chez les patientes multipares. Nous pensons comme HAGEY (78) et ROLFES (146) que la parité est celle de la population générale d'un service d'obstétrique.

III-2-2- La SHAG récidivante

La récidive de la SHAG existe mais elle est rare (51, 88, 131, 173). Selon KENYON, l'incidence de cette récidive est très basse de l'ordre de 10 à 20% (34). En effet, la SHAG est classiquement qualifiée de maladie non récidivante (105, 51). Cette affirmation est fondée sur la publication de nombreux cas de grossesse normale survenant après une SHAG (127). Cependant, à notre connaissance, quatre cas de SHAG récidivante (dont 3 confirmés histologiquement) ont été rapportés jusqu'à ce jour (86, 127). Dans notre étude, nous décrivons un cinquième cas de SHAG récidivante confirmée aussi histologiquement. Physio-pathologiquement, la présence des cas de récidive appuie l'hypothèse d'un déficit enzymatique dans la chaîne de la synthèse des acides gras ou dans le cycle de l'urée (127).

III-2-3- Données de la grossesse actuelle

III-2-3-1- Terme de la grossesse

La SHAG survient généralement pendant le troisième trimestre de grossesse (69, 86, 105, 151, 173). En effet, cette complication s'observe habituellement entre la $32^{\text{ème}}$ et la $38^{\text{ème}}$SA (10, 88, 127) avec un terme moyen de 34.5 à 36SA (51, 159, 173, 179). Cependant, elle peut survenir pendant le deuxième trimestre de grossesse aussi bien qu'en post partum précoce (88, 95, 110, 165). En effet, à notre connaissance, 5cas de SHAG survenant pendant le deuxième trimestre ont été rapportés jusqu'à ce jour, avec un terme allant de 22 à 26 SA (105, 110, 159, 165).

Dans notre étude (2), toutes les patientes ont été au 3ème trimestre de gestation avec un terme moyen de 36SA (31 à 41SA). Cependant, il est possible qu'on ait passé à côté de quelques cas de SHAG du 2ème trimestre et ceci pour plusieurs raisons à savoir :

> * Nos critères d'inclusion ont été stricts.
>
> * Il s'agit d'une pathologie rare qui ne commence à être bien identifiée dans notre pays que récemment.

III-2-3-2- *Sexe du fœtus*

Une prédominance masculine a été rapportée (51, 88, 95, 151) avec un sex-ratio fœtal masculin / féminin variant de 2/1 à 3/1 (51, 95, 151), il est de 3/1 dans notre étude. Cette prédominance masculine reste jusqu'à ce jour mal expliquée.

IV- LE TABLEAU CLINIQUE

La SHAG a été considérée comme une maladie très grave qui se présente toujours par des manifestations cliniques très sévères (139, 155). Actuellement, on lui reconnaît deux phases :

> * Une phase de début ou pré ictérique se présentant avec des symptômes non spécifiques. Elle est habituellement de bon pronostic.
>
> * Une phase d'état ou ictérique se présentant avec le tableau complet de la maladie (10, 127, 131).

13

IV-1- La phase pré-ictérique

IV-1-1- Durée

La phase pré ictérique dure 10 jours en moyenne avec des extrêmes allant de 1 à 29 jours (46, 69, 127, 173). Cette durée a été précisée pour deux de nos patientes, elle a été de 2 jours pour l'une et de 17 jours pour l'autre.

IV-1-2- Symptomatologie clinique

Selon MANTZ (112), les signes cliniques marquant le début de la SHAG peuvent être banaux et non spécifiques, mais leur groupement est évocateur. Il s'agit le plus souvent d'une symptomatologie digestive et plus rarement d'une symptomatologie générale (46, 127, 159). L'association à une polyuro-polydipsie est évocatrice du diagnostic (8, 21,23). Une HTA gravidique est présente dans 20 à 50% des cas (46, 69, 88).

IV-1-2-1- La symptomatologie digestive

Les signes digestifs représentent les signes cliniques les plus fréquents (127). Ceci est confirmé par notre étude puisque 60% de nos patientes ont présenté une symptomatologie digestive.

IV-1-2-1-1- Les nausées et les vomissements

Les nausées et les vomissements représentent les signes digestifs les plus fréquents, ils sont rencontrés dans 70 à 100% des cas (7, 23, 51,173). Ces vomissements sont de types alimentaires, biliaires et parfois hémorragiques (23).

Dans notre série (2), la fréquence des vomissements a été de 60%. Les nausées ont été moins fréquentes (20%).

IV-1-2-1-2- Les douleurs abdominales

Les douleurs abdominales sont présentes dans 50 à 80% des cas (7, 23, 51,173). Elles sont à type de crampes, brûlures ou de pesanteur (46) et elles peuvent être localisées à l'hypochondre droit, diffuses ou épigastrique (7, 23, 51,173). Dans notre étude, les douleurs abdominales ont été présentes chez 40% de nos patientes. Le type de ces douleurs a été précisé chez une seule patiente (brûlures). Le siège de ces douleurs a été précisé chez 4 patientes. Il s'agit de douleurs diffuses chez deux patientes, douleurs épigastriques chez une patiente et de douleurs de l'hypochondre droit chez une autre patiente.

IV-1-2-1-3- L'hépatomégalie

Dans la SHAG, le foie est caractéristiquement non palpable. En effet, il est rarement apprécié, d'une part, parce qu'il s'agit exceptionnellement d'une hépatomégalie, d'autre part, parce qu'en fin de grossesse l'examen physique apprécie difficilement le foie (51). Dans notre série (2), l'hépatomégalie a été retrouvée chez une seule patiente.

IV-1-2-2- La symptomatologie générale

La SHAG peut débuter par un syndrome pseudo -grippal (fièvre, céphalées, malaise général et/ou asthénie) (51, 88, 112,173), associé à une anorexie dans

21% des cas (51, 88, 112, 127, 173). Dans notre étude (2), l'asthénie a été présente dans 50% des cas, alors que l'anorexie a été constatée dans 10% des cas.

IV-1-2-3- Le syndrome polyuro-polydipsique

Dans 50% des cas, un syndrome polyuro-polydipsique marque le début de la maladie, il peut même le précéder de plusieurs semaines (23, 32,51, 106). La survenue de ce syndrome est expliquée physio pathologiquement par 3 mécanismes (32):

* Un diabète insipide nèphrogénique en rapport avec une accumulation de graisses au niveau du tube proximal des reins.
* Une dégradation périphérique de l'hormone antidiurétique.
* Un diabète insipide central par atteinte post-hypophysaire.

Le syndrome polyuro-polydipsique n'a pas été constaté chez nos patientes.

IV-1-2-4- L'HTA gravidique et les signes de pré-éclampsie

Une HTA gravidique peut être associé à la SHAG dans 20 à 50% des cas (51, 85, 127,131). Elle a été présente dans 36.4% des cas dans notre série. Cette HTA gravidique à une grande valeur d'orientation diagnostique (16). Elle s'associe généralement à des œdèmes des membres inférieurs et à une protéinurie. Les signes de pré-éclampsie sont présents dans 40 à 50% des cas (48, 151). Dans notre série (2), ils ont été observés dans 40 % des cas.

IV-2- *La phase ictérique*

La phase ictérique constitue la phase d'état de cette maladie. Elle se caractérise par l'apparition d'un ictère cutanéo-muqueux avec accentuation de la symptomatologie initiale. Des signes neurologiques ou un prurit peuvent être associés (7, 114,151, 159).

IV-2-1- L'ictère cutanéo-muqueux

L'apparition d'un ictère chez une femme ayant une SHAG représente un signe alarmant. C'est un ictère de type rétentionnel qui précède généralement l'accouchement de 1 à 20 jours mais il peut aussi se manifester en per ou en post partum dans 14% des cas (7). Dans notre série (2), l'ictère a précédé l'accouchement de 1 à 10 jours dans 73.4% des cas, alors qu'il est survenu en post-partum dans 26.6% des cas.

IV-2-2- Le prurit

Dans la SHAG, Le prurit est exceptionnellement associé à l'ictère (51, 173). Notre étude confirme cette notion puisque parmi nos 22 patientes, une seule patiente a présenté ce symptôme.

IV-2-3- Les troubles neurologiques

Les troubles de la conscience sont présents dans 31% des cas (10, 127). Ils sont d'intensité variable, allant de la somnolence au véritable coma hépatique témoignant de la sévérité de la défaillance hépatique (10, 23, 127). Cette encéphalopathie hépatique est souvent associée à un œdème cérébral (20). Une ataxie cérébelleuse peut être exceptionnellement observée (159).

Dans notre série (2), 9 patientes (40.9%) ont développé un coma soit à l'admission soit durant leur séjour en réanimation. Six patientes (26.66%) ont développé une agitation et une seule patiente a développé un flapping tremor (4.54%).

IV-2-3-1- Mécanismes de l'encéphalopathie hépatique

Sur le plan physiopathologique et en l'absence de mécanisme formellement reconnu, différentes hypothèses ont été avancées. La neurotoxicité de certaines molécules a été évoquée. Ainsi l'hyperammoniémie, conséquence de l'insuffisance hépatocellulaire, pourrait altérer le métabolisme énergétique cérébral et l'activité électrique neuronale. Le rôle prépondérant de la glutamine et du glutamate issu de l'ammoniac est une donnée plus récente (172). L'hypothèse d'une dysfonction de la neurotransmission secondaire à l'élévation du glutamate extracellulaire est probable, mais la réponse osmorégulatrice à l'accumulation intra-astrocytaire de glutamine est également évoquée (44, 122). De même a été proposée une accumulation cérébrale de sérotonine, octopamine, phénylalanine et tyrosine, ou une déplétion en épinéphrine et norépinéphrine, sans modification de la concentration cérébrale en dopamine. Plus récemment, a été évoquée une augmentation de la neurotransmission médiée par le GABA ou une élévation des concentrations de benzodiazépines intracérébrales (13). Bien qu'inconstante et transitoire chez l'homme, la régression des signes d'encéphalopathie sous flumazénil confirmerait ces données étiopathogéniques. Le diagnostic de l'encéphalopathie hépatique est essentiellement clinique. Quatre stades de sévérité croissante la caractérisent, allant du ralentissement psychomoteur au coma (178) . Son évolution peut être aggravée par l'utilisation d'agents sédatifs, ou par certains troubles métaboliques intercurrents : hypoglycémie, hypophosphorémie, CIVD et l'hypoxémie (20).

IV-2-3-2- Mécanismes de œdème cérébral

L'œdème cérébral avec hypertension intracrânienne est responsable de 30 à 50% des décès chez les patients en insuffisance hépatique aiguë grave (20). Son origine est mixte, vasogénique avec passage liquidien à travers la barrière hémato-encéphalique, et cytotoxique avec trouble de la régulation osmotique cellulaire et inflation interstitielle. Il s'y associe une perte de l'autorégulation du débit sanguin cérébral et de la réactivité cérébrale au CO_2 (101). Les phénomènes biochimiques responsables de ces dysrégulations ne sont pas précisément connus. Quatre mécanismes peuvent expliquer l'atteinte cellulaire conduisant à l'oedème cérébral : une inhibition de l'activité ATPasique régissant les échanges Na^+/K^+, une augmentation de perméabilité de la barrière hémato-encéphalique, un effet osmotique par accumulation intracérébrale de glutamine, et une toxicité astrocytaire directe (83). Les conséquences neurologiques de l'oedème cérébral sont aggravées par toute hypotension ou hypertension (perte de l'autorégulation), hypoxémie, hypercapnie, hypoglycémie ou dysnatrémie (62).

V- LE TABLEAU BIOLOGIQUE

Les perturbations biologiques sont interprétées en fonction des modifications physiologiques secondaires à la grossesse.

IV-1- *Perturbation du bilan hépatique*

Les perturbations de la fonction hépatique sont caractéristiques de la maladie (159). En effet, dans notre étude (2), le bilan hépatique a été pathologique dans 100% des cas.

V-1-1- La cytolyse hépatique

Au cours de la grossesse normale, l'activité sérique des transaminases demeure dans la limite de la normale (20–40UI/L) (25). Pendant la SHAG, les transaminases sont élevées avec une moyenne de 10 fois la normale (25, 51, 56, 88, 105, 159, 173). Notre étude confirme ce résultat puisque le taux moyen des ASAT et des ALAT a été respectivement de 10 fois et 5 fois la normale.

Par ailleurs, nous avons constaté que le taux moyen des transaminases a été significativement plus bas chez les patientes décédées. En effet, il s'agit de patientes très graves et admises tardivement avec un tableau de défaillance hépatique majeure associant une hypoglycémie, un coma hépatique, une CIVD, une défaillance rénale et une défaillance cardio-vasculaire.

V-1-2- La choléstase hépatique

V-1-2-1- La bilirubinémie

Au cours de la grossesse normale, la bilirubinémie reste dans la limite de la normale (5-17μmol/L) exclusivement sous forme libre. A un stade précoce de la SHAG, la bilirubinémie est normale, puis au fur et à mesure de l'évolution de la maladie, une hyperbilirubinémie à prédominance conjuguée s'installe et dépasse rarement 170μmol/L (56, 68, 75, 85, 112, 155). Dans notre étude, la bilirubinémie a été en moyenne de 125.62±95.03μmol/l avec des extrêmes allant de 15 à 306μmol/l. De plus, à l'admission en réanimation, une bilirubinémie $\geq$100μmol/l a été observée dans 50% des cas témoignant de la gravité de nos patientes.

V-1-2-2- Les phosphatases alcalines (PAL)

Au cours de la grossesse normale, les phosphatases alcalines sont physiologiquement élevées jusqu'a 4 fois la normale en rapport avec une hypersécrétion placentaire (la normale=30 à 90UI/L) (173). Au cours de la SHAG, on note une élévation de l'activité sérique des phosphatases alcalines jusqu'à 10 fois la normale témoignant d'une cholestase intra hépatique (93, 151, 155, 188). Dans notre étude (2), les PAL ont été dosées chez 12 patientes, elles ont été en moyenne de 135UI/L avec des extrêmes allant de 74 à 287UI/l.

V-1-3- L'insuffisance hépatocellulaire

V-1-3-1- L'hypoalbuminémie

Au cours de la grossesse normale, le taux d'albumine est égal aux deux tiers la normale du fait de l'hémodilution secondaire à la grossesse (173). Au cours de la SHAG, une hypoalbuminémie est classiquement présente dans l'électrophorèse des protéines ; cette diminution de l'albumine résulte d'un défaut de synthèse par insuffisance hépatique (51). Dans notre série (2), l'albumine n'a pas été dosée, cependant une hypoprotidémie a été observée dans 66.7% des cas.

V-1-3-2- L'hypoglycémie

L'hypoglycémie est caractéristique de la SHAG. Elle témoigne de la sévérité de l'atteinte hépatique. Elle est due à la diminution de la glycogénolyse hépatique secondaire à l'appauvrissement des hépatocytes en glycogène (51, 88, 139, 179, 188), pour cela le traitement à base glucagon est inefficace. Cette hypoglycémie est précoce, constante et sévère puisqu'elle peut aggraver ou être responsable de coma (33), son apparition représente donc un critère de gravité de la maladie.

Dans notre série (2), une hypoglycémie à l'admission en réanimation a été observée chez 8 patientes (38.1%) bien que dix patientes ont été, préalablement, mises sous glucose à 10%. De plus, toutes les patientes décédées ont développé une hypoglycémie soit à l'admission soit au cours de leur évolution.

L'ammoniaque est une substance neurotoxique qui prend naissance au cours des réactions de transamination et de désamination oxydative intracellulaires et celles qui se produisent dans le tube digestif à partir des protides alimentaires (135). La molécule ainsi formée se transforme presque entièrement en urée dans le foie. Au cours de la SHAG, une diminution de l'uréogenèse hépatique se traduit par une élévation de l'ammoniaque plasmatique (51, 88, 135). Cette hyperammoniémie sera responsable d'une neurotoxicité. En effet, l'ammoniaque est responsable d'altération du transport de certains acides aminés vers le cerveau, diminue la concentration cérébrale des acides aminés neurotransmetteurs activateurs et altère directement l'activité électrique neuronale avec modifications des échanges ioniques cellulaires (56, 135). La conséquence de ces perturbations est un œdème cérébral (135).

V-2- Perturbation du bilan hématologique

V-2-1- Perturbation du bilan d'hémostase

Au cours de la grossesse normale, le taux de prothrombine (TP) reste inchangé (>70%) alors que la plupart des facteurs de coagulation augmentent, réalisant ainsi une véritable « hypercoagulabilité équilibrée », avec une diminution des capacités de fibrinolyse (111). Au cours de la SHAG, lorsque le diagnostic est fait précocement, le TP ainsi que les facteurs de coagulation (I, II, V, VII, XI et X) sont normaux. A un stade avancé, ces facteurs de coagulation vont diminuer progressivement. Cette diminution est constante et responsable de l'allongement du temps de Quick. Le facteur VII, à demi-vie courte, diminue massivement dès la phase initiale. La chute du facteur V est spécifique de l'insuffisance hépatique aigue, et sert, de ce fait, de traceur pour l'évolutivité et la gravité de l'atteinte hépatocellulaire (25, 85, 151). À l'opposé, le facteur VIII, non synthétisé par l'hépatocyte, est habituellement normal voire élevé. Le facteur V, le taux de prothrombine et l'International normalized ratio (INR) constituent des marqueurs pronostiques (22, 87, 120, 140). Un rôle prédictif a également été attribué au rapport facteur VIII/facteur V, dont la valeur supérieure à 30 indiquerait une évolution défavorable (126).

En cas de SHAG, une coagulation intravasculaire disséminée (CIVD) avec consommation des facteurs de coagulation **peut exister** dès la phase initiale (20, 65). Cette CIVD est en faveur du diagnostic de la SHAG (7, 10, 51, 151). Elle est observée dans 81% des cas (10, 173). Il importe d'un point de vue pronostique, de distinguer un défaut de synthèse du facteur V, d'une excessive consommation. Cette perturbation du bilan de coagulation peut se manifester et s'aggraver par :

* Des hémorragies de la délivrance responsables parfois de choc hémorragique et nécessitent parfois en plus du traitement médical un geste chirurgical d'hémostase. Dans notre série (2), cette hémorragie de la délivrance a été observée chez 11 patientes. Une révision utérine a été pratiquée chez 8 patientes (36.4%). Chez une patiente le recours à une hystérectomie d'hémostase a été nécessaire.

* Des hémorragies digestives hautes sévères observée dans 5 à 30 % des cas d'insuffisance hépatique sévère (121, 20). Dans notre

série(2), une hémorragie digestive a été observée chez 5 patientes (23%).

* Des hémorragies de la sphère ORL (nasopharynx et l'arbre bronchique), rénales, du rétropéritoine et les hémorragies au niveau des points de ponction. Dans notre série, la notion d'une épistaxis a été trouvée chez deux patientes et une hématurie a été diagnostiquée chez une patiente.

Dans notre étude (2) et à l'admission en réanimation, le TP a été inférieur à 50% dans 30.8% des cas et une CIVD a été constatée dans 28% des cas. De plus, des troubles de l'hémostase ont été présents chez 18 patientes (82%) soit à leur admission soit pendant leur séjour en réanimation nécessitant une transfusion de concentrés plaquettaires chez 8 patientes avec un taux moyen de 44.37CP/patiente. Une transfusion de PFC a été nécessaire chez 16 patientes avec une quantité moyenne de 25.68PFC/patiente et des extrêmes allant de 3 à 117PFC.

V-2-2- Diminution de l'antithrombine III

L'antithrombine III est une protéine plasmatique synthétisée par le foie et impliquée dans la protection contre les thrombi. En cas de SHAG, cette protéine est profondément et constamment diminuée deux semaines avant l'apparition de l'ictère (135, 158). En effet, dans une étude récente (187) incluant 10 patientes, le taux moyen de l'antithrombine III a été de 30% avec des extrêmes allant de 12% à 69%.

V-2-3- La thrombopénie

A un stade précoce de la maladie (SHAG), la numération plaquettaire est normale. Elle diminue au fur et à mesure de l'évolution de la maladie. Une atteinte quantitative et qualitative de la fonction plaquettaire est habituelle en cas d'insuffisance hépatocellulaire (20, 121). En effet, une thrombopénie (plaquettes <100 000éléments/mm^3) est présente dans 96% des SHAG (7, 71, 151). Cette thrombopénie, souvent inférieure à 80000éléments/mm^3, s'explique par un défaut de synthèse médullaire, un hypersplénisme ou des phénomènes de coagulation intravasculaire. Le taux de plaquettes reste souvent supérieur à 50 000élts/mm^{3}et il chute très rarement au-dessous de 20 000 éléments /mm^3. Il est important de noter que cette thrombopénie est associée à un mauvais pronostic (102). Conjointement à la thrombopénie, il existe un dysfonctionnement plaquettaire, avec anomalies de l'agrégation et de l'adhésivité par chute de l'ADP intracellulaire (20, 121).

Dans notre série (2), nous avons observée une thrombopénie chez 18 patientes (82%). Cette thrombopénie a été sévère (inférieure à 50 000 éléments /mm^3) dans 35% des cas.

V-2-4- L'hyperleucocytose

La valeur physiologique des globules blancs au cours de la grossesse normale est inférieure à 15000éléments/mm^3 (95, 173). Au cours de la SHAG, l'hémogramme individualise une hyperleucocytose (>15000éléments/mm^3) à prédominance neutrophile en l'absence de tout syndrome infectieux dans 88% des cas. Cette hyperleucocytose, bien quelle reste mal expliquée, est fréquemment observée au cours de la SHAG (7, 18, 25, 51, 71, 159, 173). Dans notre série (2), une hyperleucocytose>15000éléments/mm^3 a été retrouvée dans 60% des cas.

V-2-4- L'anémie

Au cours de la grossesse normale, le volume circulant augmente progressivement pour atteindre plus de 40% en fin de grossesse. Cette augmentation porte plus sur le volume plasmatique que sur la masse des globules rouges induisant ainsi une anémie par dilution (123, 173). Pour cela, chez la femme enceinte, l'anémie est par définition la diminution de l'hémoglobine au dessous de 10.5g/dl (135). Au cours de la SHAG, une anémie, de mécanisme inexpliqué, peut être objectivée avant tout syndrome hémorragique (51, 112, 127). A noter que dans la littérature, on a rapporté deux cas d'anémie hémolytique survenant au cours de SHAG (107, 147, 184). Dans notre série (2), 13 patientes (68,5%) ont développé une anémie. Cette anémie a été sévère (<8g/dl) chez six patientes (31.57%).

V-3- Trouble de l'équilibre acido-basique

Au cours de l'évolution de la SHAG, les troubles acido-basiques sont fréquents. Dans notre étude (2), une acidose a été observée dans 40% des cas à l'admission en réanimation. Cette acidose métabolique est associée à un mauvais pronostic (195). Elle est multifactorielle et résulte de plusieurs mécanismes à savoir :

* Le défaut d'élimination des lactates en rapport avec l'insuffisance hépatique.

* Le choc hémorragique et la CIVD souvent observés.

* L'insuffisance rénale parfois associée (104).

Enfin, la dépression des centres respiratoires peut, en l'absence de ventilation artificielle, entraîner une hypercapnie et une acidose respiratoire.

V-4- *Perturbations de la fonction rénale*

V-4-1- L'insuffisance rénale aiguë (IRA)

L'insuffisance rénale aiguë est une complication fréquente, elle est observée chez 50 à 80% des malades atteints d'insuffisance hépatique aiguë (56, 104). Elle représente par elle-même un élément de mauvais pronostic (104). Cette insuffisance rénale peut être fonctionnelle ou organique.

* L'IRA fonctionnelle : elle résulte d'une diminution du flux sanguin rénal (FSR) secondaire à l'hypovolémie absolue (hémorragie) ou relative secondaire à une séquestration du liquide dans le territoire splanchnique. Ceci va aboutir à une vasoconstriction rénale intense multifactorielle (hyperactivité sympathique, élévation de l'activité rénine plasmatique, effet de l'ADH...) définissant ainsi le syndrome hépatorénal. En dehors d'une prise en charge adéquate, une nécrose tubulaire s'installe.

* L'IRA organique : elle peut être secondaire à :

- Une atteinte directe des tubules rénaux par la stéatose

- La pigmenturie (hyperbilirubinémie) sévère, souvent observée lors de la stéatose.

- La CIVD et l'état de choc prolongé (6).

Comme l'insuffisance hépatique, l'insuffisance rénale contribue au ralentissement du métabolisme et de l'élimination des médicaments. Elle favorise donc l'apparition d'une encéphalopathie et augmente la mortalité (56, 64).

Notre étude (2) confirme ces données ; en effet, les chiffres d'urée ont été significativement plus élevés chez les patientes décédées (p<0.01).

V-4-2- L'hyperuricémie

L'hyperuricémie est présente dans 80% des cas et elle peut même précéder le début clinique (151, 25, 51, 85, 155). Dans notre série, elle a été présente dans 83% des cas. Plusieurs mécanismes ont été évoqués pour expliquer cette hyperuricémie (26, 58) :

-   Le défaut d'élimination des lactates, en rapport avec l'insuffisance hépatique, provoquerait une élévation de l'acide urique par un mécanisme compétitif au niveau du transport tubulaire (26, 58).
-   L'hypovolémie augmente la réabsorption tubulaire du sodium et de l'acide urique (26, 58).

VI- LA CONFIRMATION DU DIAGNOSTIC

Le diagnostic de la SHAG est classiquement suspecté cliniquement (symptomatologie digestive, syndrome polyuro-polydipsique...), cette suspicion clinique est renforcée par certaines anomalies biologiques (cytolyse hépatique, cholestase hépatique, hypoglycémie...). La confirmation du diagnostic se fait classiquement par la ponction biopsie hépatique en montrant une stéatose microvésiculaire. Plus rarement, cette confirmation peut se faire par les examens radiologiques (écho et/ ou scanner abdominal) (46, 51, 66, 88, 151).

VI-1- *Les examens radiologiques*

Les examens radiologiques sont des examens non invasifs qui permettent d'affirmer le diagnostic de SHAG, essentiellement, quand la biopsie hépatique est contre indiquée en présence de troubles de l'hémostase (10, 88). Toutefois, ces examens manquent de sensibilité (50, 127) et à un stade précoce de la maladie, ils peuvent montrer un foie normal. En effet, dans les cas les plus sévères de SHAG, le taux des graisses hépatiques varie entre 15 et 50%, alors que les anomalies échographiques et scanographiques du parenchyme hépatique ne commencent à apparaître que lorsque ce taux de graisses dépasse 20% (50).

VI-1-1- L'échographie hépatique

A un stade précoce de la SHAG, l'échographie hépatique est tout à fait normale. Au cours de l'évolution, elle peut objectiver une hyperéchogènicité diffuse du foie dans 25 à 50% des cas (51, 56). Cet aspect est quasi pathognomonique de la SHAG (127). Cependant, devant un tableau clinique évocateur, l'aspect normal du foie, soit à un stade précoce, soit au cours de l'évolution, est plutôt en faveur de la SHAG puisqu'il élimine un obstacle de la voie biliaire principale pouvant être la cause de l'ictère rétentionnel (23, 127). Notre étude (2) confirme cette notion et parmi les neuf patientes ayant bénéficié d'une échographie hépatique, le foie a été hyperéchogène de façon diffuse chez une seule patiente, alors qu'il a été normal chez les huit autres patientes.

VI-1-2- La tomodensitométrie (TDM) hépatique

Quand la biopsie hépatique est contre indiquée, la TDM hépatique peut confirmer le diagnostic dans 45 à 50% des cas (23, 51, 88, 112), en montrant une hypodensité hépatique homogène sur laquelle se détachent les vaisseaux hépatiques (23, 51, 88, 112). Cependant, une TDM normale n'élimine pas le diagnostic ; en effet, elle peut être interprétée comme normale dans 50 à 55% des cas (112) alors que le nombre de faux négatifs est élevé (112).

Dans notre étude (2), la TDM hépatique pratiquée chez l'une de nos patientes ayant une SHAG confirmée histologiquement s'est révélée normale.

VI-1-3- L'imagerie par résonance magnétique (IRM)

Le rôle de l'IRM dans le diagnostic de la SHAG reste indéterminé. En effet, elle peut objectiver exceptionnellement un hyposignal du parenchyme hépatique en T1 (40, 60, 90). Dans notre étude, cet examen n'a pas été pratiqué.

En conclusion, vu que ces explorations radiologiques manquent de sensibilité et de spécificité (173), ils peuvent orienter le diagnostic, sans le confirmer, devant un tableau d'atteinte hépatique au cours du 3ème trimestre de gestation. Ce n'est que l'histologie qui peut le confirmer.

VI-2- *La biopsie hépatique*

Le diagnostic de la SHAG ne peut être confirmé que histologiquement (46, 51, 66, 88, 151). En effet, la ponction biopsie hépatique est l'examen clé du diagnostic. Elle peut être effectuée lors de l'apparition des signes cliniques et biologiques et au plutard 2 à 3semaines après la fin de grossesse (21, 23, 46, 151). Dans notre étude (2), 15 patientes ont subi une ponction biopsie hépatique. Cette biopsie a été en faveur d'une SHAG dans 100% des cas.

VI-2-1- Technique de prélèvement

VI-2-1-1- Ponction transjugulaire

La ponction transjugulaire est la technique de prélèvement la plus intéressante parce qu'elle est réalisable même en présence de troubles de l'hémostase (105).

VI-2-1-2- Ponction transcutanée

Contrairement à la ponction transjugulaire, la ponction transcutanée est réalisable en dehors de tout trouble de l'hémostase (105, 127). Nous avons procédé à ce type de ponction chez neuf de nos patientes.

VI-2-1-3- Ponction au cours de la césarienne

La biopsie du foie est normalement contre indiquée au cours de la césarienne, (10, 56, 127). En effet, cet acte est souvent hémorragique (10, 56, 127). Cependant, cette technique est utilisée par certaines équipes (105, 194).

VI-2-1-4- Ponction au cours de l'autopsie

La SHAG peut être confirmée en post mortem par une ponction biopsie du foie. Six de nos patientes décédées (22) ont subit ce type de ponction.

VI-2-2- Résultats

VI-2-2-1- En microscopie optique

VI-2-2-1-1- La SHAG non traitée

* Architecture hépatique : Au cours de la SHAG, l'architecture hépatique est toujours conservée (153). Notre étude confirme cette notion puisque l'architecture hépatique a été conservée dans 100% des cas.

* Topographie de la lésion : La stéatose touche souvent les hépatocytes de la zone centro-lobulaire (100% des cas dans notre étude) et parfois les hépatocytes de la zone médio-lobulaire. Par contre, la zone périportale est toujours normale (15, 112, 127, 151).

* Description de la lésion : Anomalies morphologiques des hépatocytes : Au cours de la SHAG, les hépatocytes, massivement infiltrés par les graisses, sont augmentés de taille. En effet, cette infiltration par les graisses intéresse uniquement le cytoplasme qui devient finement microvésiculaire (151) alors que le noyau reste normal et centré (112, 127, 151). Selon le nombre et la confluence des vacuoles lipidiques cytoplasmiques, on distingue trois types

d'anomalies: la ballonnisation, les petites vésicules et les grandes vésicules (154).

* Anomalies morphologiques associées à la stéatose :

Ces anomalies ne sont pas spécifiques de la SHAG. En effet, elles sont présentes dans d'autres maladies telles que le syndrome de Reye (151).

• **La nécrose hépatocytaire** peut être observée au cours de la SHAG mais elle reste rare (10, 51, 85, 88, 151). Cinq de nos biopsies (33,4%) ont montré des nécroses hépatocytaires, mais il s'agit de biopsies réalisées en post mortem chez des patientes qui ont présenté une instabilité hémodynamique.

• **Une choléstase** est retrouvée associée à la stéatose dans 40% des cas (51, 151). Elle a été constatée dans 53.5% dans notre étude.

• **Une inflammation lympho-histiocytaire** habituellement modérée est présente dans 50% des cas (10, 51, 88, 151, 164). Dans notre étude, elle a été observée dans 33.5% des cas.

VI-2-3-1-2- Evolution des lésions histologiques

Toutes les anomalies histologiques objectivées au cours de la SHAG sont complètement réversibles 2 à 3 semaines après l'accouchement (21, 23, 46, 54, 151). Dans notre étude, nous n'avons pas effectué de biopsie après la guérison de nos patientes.

En microscopie électronique, diverses anomalies sont retrouvées (112).

VI-2-3-2-1- Les anomalies nucléaires

Anomalies des mitochondries hépatiques :

Au cours de la SHAG, les mitochondries sont de taille et de forme très variées. Il s'agit le plus souvent de mitochondries géantes (15, 112, 151).

Anomalies du réticulum endoplasmique :

Selon SALLEBERT (151), au cours de la SHAG, le réticulum endoplasmique reste normal. Cependant, BEAUDEVIN (15) a montré la possibilité d'une vésiculisation de ce réticulum endoplasmique.

VI-2-3-2-2- Les anomalies cytoplasmiques

En microscopie électronique, les vacuoles lipidiques intra-cytoplasmiques paraissent sans paroi propre avec un diamètre variant de 0.3 à 7μm (151).

VI-2-3-3- Etude histochimique

Au cours de la SHAG, l'analyse chimique des lipides contenus dans les hépatocytes a montré une augmentation des acides gras libres avec baisse des réserves en glycogène (151).

VII- LES COMPLICATIONS

La SHAG est une hépatopathie qui doit être connue en raison du caractère gravissime de son évolution spontanée (51, 151). En effet, plusieurs complications peuvent survenir en pré, péri ou en post partum. Les principales complications sont: l'encéphalopathie hépatique, les hémorragies génitales et digestives, l'état de choc, la CIVD et l'insuffisance rénale aiguë, elles sont déjà détaillées (51, 131, 151). Les autres complications sont :

VII-1- *L'insuffisance respiratoire aigue*

L'insuffisance hépatique aigue est fréquemment à l'origine d'une hypoxémie d'intensité variable et de mécanisme complexe conduisant au syndrome hépato-pulmonaire avec des signes cliniques et radiographiques d'oedème pulmonaire (4). La survenue préférentielle de ces désordres chez les patients en encéphalopathie suggère une cause toxique avec altération de la membrane alvéolo-capillaire. Des phénomènes de shunts artério-veineux, de vasodilatation intrapulmonaire et des micro-thrombi plaquettaires contribuent à la survenue de cette hypoxémie (4). Par ailleurs, toute inflation hydrosodée, micro-inhalation, atélectasie, ou hémorragie intra-alvéolaire peut accentuer ces troubles respiratoires (4). Dans notre étude, 12 patientes (54.54%) ont développée une défaillance respiratoire.

VII-2- *La défaillance multiviscérale*

Un syndrome de défaillance multiviscérale avec hyperdébit cardiaque, vasodilatation, syndrome de détresse respiratoire aiguë et insuffisance rénale, est une évolution non exceptionnelle de l'insuffisance hépatique aigue (19). Certaines hypothèses pathogéniques ont été évoquées :

- Altération de l'endothélium capillaire avec activation plaquettaire (19).

- Relargage circulatoire de thromboxane A2 (19).

- Trouble de l'épuration hépatocytaire de médiateurs vasoactifs (19).

Dans notre série une défaillance multi viscérales a été observée dans 86.4% des cas.

VII-3- *Les complications infectieuses*

Les malades atteints d'insuffisance hépatique sont considérés comme à haut risque d'infections bactériennes et fungiques essentiellement nosocomiales. Les complications infectieuses sont fréquentes et peuvent aggraver l'insuffisance rénale et les troubles de l'hémostase (151). Hautement favorisées par les manoeuvres invasives, elles intéressent préférentiellement les sphères respiratoire et urinaire, ainsi que les sites d'insertion des cathéters (145). Durant leur hospitalisation, six de nos patientes (27%) ont développé une ou plusieurs infections nosocomiales.

VII-4- *La pancréatite aiguë*

Des constatations autopsiques de pancréatite aiguë nécrotico-hémorragique, chez les patients décédés d'insuffisance hépatique aiguë grave, ne sont pas exceptionnelles (73, 131, 151).

VII-5- *Ascite et hypertension portale*

L'hypertension portale avec élévation du gradient porto cave peut être observée au cours de la SHAG (181). Conséquence d'un bloc intra parenchymateux par réduction de l'espace vasculaire (collapsus des sinusoïdes), elle semble proportionnelle à l'importance de l'insuffisance hépatocellulaire. L'ascite transsudative se développe préférentiellement lorsqu'il existe un gradient porto-cave élevé (au-delà de 6mmHg) (181). Ascite et hypertension portale sont totalement régressives après une intégrité hépatique. Dans notre étude, une HTP a été observée chez une patiente et une ascite a compliqué le tableau clinique chez huit patientes (36.36%).

VIII- LE TRAITEMENT

La prise en charge thérapeutique de la SHAG nécessite une équipe multidisciplinaire associant le médecin obstétricien, le médecin réanimateur et le médecin hépatologue (95). En effet, la conduite à tenir devant la SHAG comporte un traitement obstétrical (évacuation urgente de la grossesse qui favorise le rétablissement de la fonction hépatique) encadré d'une réanimation médicale adéquate (95, 165). Le recours à une transplantation hépatique sera nécessaire dans certains cas de mauvais pronostic (5, 92, 119).

VIII-1- *Le traitement obstétrical*

La grossesse est le seul facteur étiologique de la SHAG (19, 21, 45, 88, 163). Pour cela, l'évacuation utérine constitue le seul «traitement curatif» de cette maladie (93, 127, 146, 165).

VIII-1-1- Délai d'accouchement

Le délai de l'accouchement au cours de la SHAG constitue un sujet de controverses. En effet, pour certains auteurs, puisque l'interruption de la grossesse est le seul traitement spécifique de la SHAG (86), elle doit être urgente quelque soit le terme pour éviter l'évolution de cette maladie vers l'apparition des complications maternelles et fœtales (7, 21, 37, 93, 107, 146). Cependant, d'autres auteurs (23, 105, 127) montrent que la conduite obstétricale dépend du terme de la grossesse, du degré d'urgence et de la maturité cervicale et préconisent de retarder l'évacuation utérine quand la grossesse est de moins de 30 semaines surtout dans les formes pauci symptomatiques et en l'absence de défaillance viscérale et de troubles graves de la coagulation. Cette attitude conservatrice nécessite une surveillance quotidienne des paramètres cliniques et biologiques avec :

* Surveillance de l'état respiratoire, hémodynamique et neurologique de la patiente.

* Surveillance obstétricale et monitorage continue du rythme cardiaque fœtal (112).

* Surveillance du bilan hépatique (Transaminases et bilirubine).

* Surveillance de la glycémie à plusieurs reprises par jour.

* Surveillance du bilan d'hémostase et du facteur V.

MIGUIL et al (105) confirment l'efficacité de cette dernière attitude thérapeutique en rapportant le cas d'une femme, âgée de 24 ans et enceinte de 24 semaines, admise en réanimation pour SHAG grave (confirmée histologiquement) à la phase ictérique avec troubles de la conscience (GCS=9/15) et TP à 38%.

L'évolution a été favorable au bout de 12semaines, sous traitement symptomatique (apport hydro-calorique et apport d'oxygène) sans interruption de la grossesse.

Dans notre étude (2), dans 77.7% des cas, l'évacuation utérine a été réalisée en urgence (dans les 48 premières heures qui suivent le début de la symptomatologie clinique) alors que dans 22.3% des cas, elle a été tardive. A noter que cette évacuation utérine tardive a été corrélée avec un mauvais pronostic, puisque toutes les patientes décédées ont accouché tardivement (>48heures).

Sur le plan pratique, nous pensons que devant un tableau de SHAG chez une femme à terme, l'évacuation utérine doit être réalisée en extrême urgence. Cependant, lorsque le terme de cette grossesse est inférieur à 32 semaines, cette évacuation peut être retardée de quelques jours voire de quelques semaines tout en surveillant l'état clinique de la patiente ainsi que les paramètres biologiques suscités. L'apparition de troubles de la conscience, d'une souffrance fœtale, d'une hypoglycémie, d'un chiffre de TP<50%, d'une CIVD et d'un facteur V<50% représentent des indications à une évacuation utérine en urgence.

VIII-1-2- Voie d'accouchement

La voie d'accouchement n'influence ni le pronostic maternel ni le pronostic fœtal (17). En effet, dans notre série, le mode d'accouchement a été par voie basse dans 50% des cas et par césarienne en urgence dans 50 % des cas. Cependant, la voie haute (césarienne) est d'autant plus privilégiée que l'atteinte hépatique est sévère, en cas de souffrance fœtale et encore plus s'il s'y associe une mort fœtale in utero. Ailleurs, l'absence d'éléments de gravité materno-fœtale autorise l'accouchement par voie basse dans des délais raisonnables avec une surveillance stricte et une réanimation médicale adéquate (10, 19, 23, 127, 151).

VIII-2- *Le traitement médical*

La cause exacte de la SHAG n'étant pas établie (165), il n'y a pas de traitement médical spécifique de cette maladie (165). Cependant, une réanimation, encadrant l'interruption de la grossesse, est essentielle et permet d'assurer un maximum de chance de survie pour la mère et le nouveau né (86). En effet, l'admission de la patiente dans un service de réanimation constitue le «primum movens» d'une prise en charge efficace (86).

VIII-2-1-Traitement des troubles de l'hémostase

En cas de suspicion de stéatose hépatique aigue gravidique, le bilan d'hémostase doit être systématiquement demandé. Ce bilan doit comporter une numération formule sanguine, une numération plaquettaire, la détermination du TP, du TCA, le dosage du fibrinogène, du facteur V et de produits de dégradation de la fibrine (PDF) et le dosage des D-dimères. En cas d'hémorragie persistante, ce bilan sera répété jusqu'à disparition du syndrome hémorragique clinique (129).

De plus, certaines mesures générales sont absolument indispensables et doivent avoir été vérifiées avant l'accouchement:

* La présence dans le dossier de toute patiente d'une carte de groupe sanguin et de Rhésus avec recherche récente des agglutinines irrégulières car il se peut que l'importance de l'hémorragie ne permette pas une nouvelle RAI (urgence vitale).

* La mise en place dès l'admission en salle d'accouchement de deux voies d'abord veineux de bon calibre (au moins 16G). (56)

* Bien entendu, la possibilité d'avoir recours sans délai à une anesthésie générale par un anesthésiste qualifié

Il n'existe aucun moyen de prévenir les anomalies de la coagulation. L'administration préventive et de façon systématique de vitamine K est peu, voire inefficace, et celle de plasma frais congelé, est à proscrire car elle masque l'évolution spontanée des facteurs de coagulation (56). Seuls la présence de troubles de l'hémostase, d'un tableau hémorragique ou un geste invasif justifient un traitement supplétif par :

✓ **Des transfusions de PFC** (sur la base de 20 ml/Kg) si le TP est inférieur à 50%. En effet, le PFC apporte les facteurs de coagulation consommés (V, VIII, fibrinogène) et les inhibiteurs (ATIII, protéine C, protéine S). Il est souhaitable que le taux des différents facteurs de coagulation et en particulier celui du facteur V atteigne au moins 30 à 35% (56).

✓ **L'apport de fibrinogène** (2g par flacon) est indispensable si sa concentration plasmatique est inférieure à 1g/l. En effet, il est rare que l'apport de PFC soit suffisant pour la faire remonter au-dessus de 1g/l (56).

✓ **Des transfusions de plaquettes** (un concentré plaquettaire/10Kg de poids) à un débit de 10mL/min si le taux de plaquettes est inférieur à 50000éléments/mm³ avec persistance des hémorragies ou lorsqu'on envisage une césarienne (56).

✓ **Des transfusions de cryoprécipités** qui permettent un apport spécifique des facteurs VII, VIII, IX et XI (56).

VIII-2-3- Traitement de l'hypovolémie

L' hypovolémie au cours de la SHAG est la conséquence de plusieurs facteurs :

* Les vomissements survenant dans 70 à 100% des cas.

* L'insuffisance hépatique aigue dont la gravité est responsable d'un bloc intraparenchymateux et donc d'une séquestration sanguine dans le territoire splanchnique à l'origine d'une ascite transsudative (181).

* Les hémorragies de la délivrance et les hémorragies gastro-intestinales aggravent encore cette hypovolémie.

L'expansion volémique est d'abord réalisée avec des cristalloïdes et des colloïdes. L'utilisation de l'albumine 4% (20 à 60g/24H) est recommandée quand on atteint

43

deux litres de cristalloïde. L'apport de concentrés érythrocytaires (CG) sera envisagé rapidement si le saignement est important (hémoglobinémie<8g/dL) et tant que le processus hémorragique n'est pas complètement contrôlé (29, 47, 56, 63).

La qualité de l'expansion volémique sera jugée sur les signes cardiovasculaires (pression artérielle, fréquence cardiaque), l'état de la conscience et la diurèse qui devra être maintenue supérieure à 30ml/h. La pression veineuse centrale peut être un bon indicateur de l'état de la volémie chez les femmes jeunes possédant une fonction cardiaque normale (47, 56, 63).

L'optimisation de la volémie est indispensable, mais parfois insuffisante, nécessitant alors le recours aux catécholamines alpha mimétiques (dopamine, dobutamine et/ou adrénaline) (192).

VIII-2-2- Traitement de l'hypoglycémie

L'hypoglycémie est une complication redoutable de la SHAG, pour cela sa prévention est indispensable. Les épisodes d'hypoglycémie doivent être rapidement corrigés (95, 159). Le glucagon étant inefficace, c'est plutôt l'apport de soluté glucosé hypertonique qui est nécessaire (139). L'apport glucidique doit être supérieur à 200g/24H sous contrôle rapproché de la glycémie (116, 159).

VIII-2-3- Traitement de l'encéphalopathie hépatique aiguë:

Les mesures destinées à limiter la progression de l'encéphalopathie sont décevantes. Ainsi, l'administration de lactulose, même précocement, n'a pas démontré d'intérêt (77, 84, 182). Il en est de même pour l'administration de néomycine ; l'utilisation du métronidazole semble en revanche une alternative intéressante. L'intérêt du flumazénil est très controversé (77, 84, 182). Une supplémentation en phosphore et en zinc semble bénéfique.

L'hypertension intracrânienne (HTIC) par oedème cérébral justifie une diurèse osmotique induite par le mannitol (0,5 à 1g/kg de poids sur 10 min), tout en conservant une osmolarité plasmatique entre 310 et 320mOsm/L (38). L'hyperventilation n'a pas véritablement fait la preuve de son efficacité, Au début de l'encéphalopathie, l'oxygénation nasale aide au maintien d'une saturation artérielle en oxygène satisfaisante. L'indication de la ventilation artificielle repose sur des critères neurologiques et ventilatoires (19, 57). Malgré son métabolisme hépatique et ses effets dépresseurs sur l'immunité et le système cardiovasculaire, l'utilisation de thiopental (en bolus de 3 à 5mg/kg puis en perfusion continue) peut se justifier pour contrôler une HTIC rebelle. Au même titre que la réduction de la pression intracraniennre, le maintien d'une pression artérielle moyenne suffisante est un objectif majeur, afin de conserver une pression de perfusion cérébrale (PPC) supérieure à 70mmHg. L'utilisation de N-acétylcystéine (précurseur du glutathion et de cystéine en intracellulaire) ou de prostacycline semble améliorer le flux sanguin cérébral et améliore la délivrance d'oxygène aux tissus (192). La corticothérapie est sans effet et ne modifie pas la mortalité.

VIII-2-4- Apport nutritionnel

Le développement de troubles neurologiques rend indispensable l'instauration d'une nutrition parentérale chez les patients atteints d'insuffisance hépatique aiguë. Cette nutrition parentérale comprend principalement un apport quotidien de 1.5 à 2litres d'eau, 150 à 200g/24H de glucose, des vitamines de groupe B, les électrolytes usuels et du phosphate diphosphatique ou dipotassique selon la kaliémie (19).

VIII-2-5- Traitement de l'insuffisance rénale aiguë

La prévention de l'insuffisance rénale fonctionnelle passe par la correction de tout désordre hémodynamique, sous contrôle d'un monitorage précis de la volémie. L'hémodialyse est envisagée dès qu'apparaissent des perturbations hydro-électrolytiques ou acido-basiques menaçantes. L'hémofiltration continue peut être préférée, notamment en cas d'instabilité hémodynamique. Cette dernière a également été préconisée, en attente de transplantation, pour limiter encéphalopathie et coagulopathie (65, 195).

VIII-2-6- Traitement des complications infectieuses

L'immunodéficience relative de ces patientes impose un maximum de précautions d'asepsie. L'iatrogénie est d'autant plus à craindre que les moyens techniques de surveillance sont nombreux et invasifs (145). L'administration d'antibiotiques doit reposer sur des preuves bactériologiques ou sur de fortes présomptions. Cependant, l'immunodépression constante des patientes et la perspective d'une transplantation hépatique conduit le plus souvent à l'instauration d'une antibiothérapie à large spectre, secondairement adaptée au vu des résultats bactériologiques et de la fonction hépatique (143). Enfin, la persistance d'un sepsis sous antibiothérapie adaptée doit conduire rapidement à la mise en place d'un traitement antifongique empirique (144). En revanche, le bénéfice de la décontamination digestive sélective est controversé (152).

VIII-3- *Le traitement chirurgical : La transplantation hépatique*

La transplantation hépatique peut représenter une alternative thérapeutique intéressante dans le traitement des formes mortelles de SHAG qui malgré une évacuation utérine urgente et une réanimation adéquate, évoluent vers la défaillance hépatique irréversible, cause du décès maternel (5, 10, 92, 119).

VIII-3-1- La transplantation hépatique orthotopique (THO)

Dans le contexte de la SHAG, l'indication d'une transplantation hépatique orthotopique (remplacement définitif du foie natif) est délicate (42, 169). Trop précoce, elle peut réussir mais impose aux patientes une lourde et définitive immunosuppression. Trop tardive, elle risque d'être réalisée quand les lésions neurologiques deviennent irréversibles (115). Dans la littérature, deux cas de THO ont été rapportés dans le traitement de la SHAG avec une bonne évolution (5, 119).

VIII-3-2- La transplantation hépatique auxiliaire (THA)

Dans la littérature, un seul cas de THA a été rapporté chez une femme de 32ans avec une bonne évolution clinique 10jours après la transplantation (92). Dans cette technique, le foie natif est laissé en place et la fonction hépatique est assurée transitoirement par une greffe hépatique auxiliaire. Cette technique autorise un arrêt du traitement immunosuppresseur lorsque le foie natif redevient fonctionnel voire plus précocement lorsque survient un sepsis sévère (30, 31, 117, 162). Dans la littérature un seul cas de THA a été rapporté

En conclusion, actuellement, le seul traitement curatif de la stéatose hépatique aiguë gravidique reste l'évacuation utérine urgente. Une réanimation adéquate pré, per et post opératoire est nécessaire pour améliorer le pronostic maternel et fœtal. Bien que la transplantation hépatique ne soit pas encore bien développée dans cette circonstance particulière, elle semble être une bonne option thérapeutique dans les formes sévères. Cependant, une meilleure connaissance pathogénique de la SHAG devrait permettre prochainement une approche thérapeutique physiopathologique plus spécifique.

IX- LES FORMES CLINIQUES

En plus de la forme typique, le tableau clinique de la SHAG peut être parfois déroutant. Pour cela nous pensons que le diagnostic de SHAG doit être

48

systématiquement évoqué chez toute femme enceinte qui présente des signes digestifs (nausées, vomissements), une asthénie et/ ou un syndrome polyuro-polydipsique pendant le 2ème ou le 3ème trimestre. Ainsi, un bilan hépatique (glycémie, transaminases et bilirubines), une numération formule sanguine et un bilan d'hémostase doivent être obligatoirement demandés.

Parmi les formes atypiques on distingue :

IX-1- Les formes anictériques

Il s'agit d'une SHAG qui est diagnostiquée à la phase pré-ictérique (148). Ceci est secondaire à une prise en charge urgente avec guérison de la patiente avant l'apparition de cet ictère. Dans notre étude, sept patientes n'ont pas développé d'ictère. Toutes ces patientes ont survécu.

IX-2- Les formes cholèstatiques

Le prurit peut être révélateur de la maladie et domine le tableau clinique.

IX-3- Les formes sans phase pré-ictérique

Dans ce cas, l'ictère constitue le signe clinique révélateur de la maladie. Dans notre étude, onze patientes ont développé l'ictère dès le début de la symptomatologie clinique.

IX-4- Les formes suraiguës

Ce sont des formes d'évolution fulminante où le syndrome hémorragique et l'atteinte neurologique dominent le tableau de la SHAG.

IX-5- Les formes modérées

La SHAG dans sa forme modérée se limite souvent à un sub-ictère du post partum et/ou à une délivrance hémorragique tout en ayant une évolution materno-fœtale favorable. Le diagnostic reste souvent méconnu.

X- LE DIAGNOSTIC DIFFERENTIEL

X-1- Les hépatopathies gravidiques

Les hépatopathies gravidiques représentent les maladies hépatiques spécifiques de la grossesse. Ce groupe est constitué par la choléstase intrahépatique gravidique, l'HTA gravidique et HELLP syndrome et l'hyperemesis gravidarum (85).

X-1-1- La choléstase intrahépatique gravidique (CIHG)

La choléstase intrahépatique gravidique (CIHG) constitue la deuxième cause d'ictère durant la grossesse, après les hépatites virales aigues, représentant environ 20% des cas. Elle survient durant le $2^{\text{ème}}$ ou le $3^{\text{ème}}$ trimestre et disparaît rapidement après l'accouchement. Sa survenue rend la grossesse à risque pour le fœtus **et le prurit est un symptôme invalidant pour la mère** (85, 100, 133, 173).

La physiopathologie de la CIHG est liée à une altération de la sécrétion hépatocytaire de cause encore inconnue. Il existe des facteurs génétiques, hormonaux et probablement des facteurs exogènes (136, 137).

La CIHG se révèle le plus souvent par un prurit et suivi, 1 à 4 semaines après, par un ictère dans 20 à 60% des cas. Il est rare d'observer un ictère sans prurit. Il n'existe pas de signes d'insuffisance hépatocellulaire ni d'hypertension portale. Le prurit et l'ictère disparaissent après l'accouchement (91, 133, 137).

Au cours de la CIHG, l'activité des aminotransférases est augmentée (2 à 10 fois la normale) avec une élévation prédominante sur l'ALAT (100, 133, 157, 171). La bilirubinémie est augmentée (30 à 100 fois la normale). Cette augmentation peut représenter l'unique ou le premier signe de CIHG (35, 36, 100, 136).

La biopsie hépatique n'est indiquée qu'en cas de doute diagnostique. Dans ce cas, l'examen histologique montre une choléstase prédominante au niveau de la région centro-lobulaire. L'inflammation et la nécrose sont absentes et les espaces portes sont normaux (113, 183).

Le pronostic maternel est toujours favorable et la prématurité constitue le principal risque fœtal (91, 100, 136, 137, 171).

X-1-2- Le HELLP syndrome

Le HELLP syndrome (ou « Hemolysis, Elevated Liver enzymes, Low Platelets » syndrome) associe une hémolyse, une cytolyse hépatique et une thrombopénie (85). Son incidence est estimée de 1 à 6/1000accouchements (85, 173). Ce syndrome survient au cours du 3ème trimestre de gestation (85, 173). Il est souvent associé à une HTA gravidique mais peut s'observer en dehors de ce désordre dans 20% des cas (97, 166, 167, 173). Un bilan biologique caractéristique du HELLP syndrome est souvent observé chez les patientes atteintes de SHAG (8, 139, 173). L'étiopathogénie de ce syndrome est obscure ; on incrimine un rôle vasculaire et une prédisposition génétique par déficit en LCHAD (85, 176, 177, 193). La symptomatologie clinique est faite de douleur épigastrique ou de l'hypochondre droit (65 à 90%), malaise (90%), nausées et vomissements (36 à 50%). L'ictère est évident dans 5% des cas uniquement (173, 167, 166). L'interruption de la grossesse est le traitement définitif du HELLP syndrome. Les anomalies biologiques sont plus sévères les 2jours qui suivent l'accouchement et nécessitent une prise en charge dans une unité de soins intensifs (166). Les anomalies biologiques qui caractérisent cette pathologie sont des transaminases très élevées ($\geq$150UI/l) (17) et une bilirubinémie normale ou légèrement élevée (à prédominance libre) (173, 85). L'hypoglycémie est exceptionnelle et la CIVD survient dans 20 à 40% des cas (139, 167, 173).

X-1-3- L'hyperemesis gravidarum

L'hyperemesis gravidarum est une majoration des vomissements gravidiques qui entraine une déshydratation, des troubles ioniques et des troubles nutritionnels. **Il est plus fréquent au cours du premier trimestre mais peut s'observer dans les autres trimestres.** L'hyperemesis gravidarum touche essentiellement la femme jeune. Son incidence est de 0.2 à 16/1000grossesses (85, 173, 197).

La principale anomalie hépatique est une augmentation modérée des aminotransferases (2 à 3 fois la normale) prédominante sur l'ALAT et observée dans environ 50% des cas (173, 197). La bilirubinémie est normale ou modérément augmentée avec une élévation prédominante de la bilirubine conjuguée (85, 173).

La biopsie hépatique n'est pas nécessaire au diagnostic. Elle est habituellement normale ou montre une stéatose modérée (85, 173).

Le mécanisme pathologique des lésions hépatiques est encore inconnu. On incrimine l'hypovolémie et la malnutrition (1, 3, 85, 173). La correction de la déshydratation et de la malnutrition permet la normalisation du bilan hépatique (85, 173).

X-2- Les hépatopathies coïncidentes avec la grossesse

Les hépatopathies coïncidentes avec la grossesse représentent les maladies hépatiques qui peuvent survenir aussi bien chez le sujet normal que chez la femme enceinte (85).

X-2-1- Les hépatites virales aigues

Les hépatites virales aigues représentent 40 à 70% des insuffisances hépatiques aiguës (24, 125). Elles constituent la première cause d'ictère durant la grossesse et se présentent sous forme d'une maladie systémique avec fièvre, nausée, vomissement et asthénie. Contrairement à la SHAG, l'ictère est habituellement évident dès le début et la cytolyse hépatique est plus importante

(124, 161,173). En complément des sérologies, les méthodes récentes de mise en évidence directe des virus (antigénémie, immunofluorescence, Polymérase Chain Reaction (PCR), ligase chain reaction) permettent un diagnostic précoce (56, 81, 96, 98, 173).

X-2-2- Les hépatites médicamenteuses

De nombreux médicaments peuvent être responsables d'hépatites aigues (56, 103). Chez un malade atteint d'une insuffisance hépatique aigue, les arguments en faveur d'une hépatite médicamenteuse sont :

L'absence de toute autre cause décelable.

Un délai entre le début de la prise du médicament et le début de la symptomatologie compatibles avec une hépatite médicamenteuse.

La présence de signes d'hypersensibilité (éruption cutanée, fièvre ou hypereosinophilie) lorsqu'il s'agit d'une hépatite immunoallergique.

Et la topographie centro-lobulaire de la nécrose quand elle existe.

De très nombreux médicaments peuvent être responsables d'hépatites aiguës tels que l'halothane, les anti-inflammatoires non stéroïdiens, les anti-viraux, les anti-convulsivants, l'isoniazide, la pyrazinamide et le paracétamol (56, 65, 109, 120, 130).

X-2-3- Autres causes

Dans 5 à 10% des cas d'insuffisance hépatique aiguë, aucune cause ne peut être mise en évidence. En fonction du contexte, différentes étiologies rares sont à envisager. L'ischémie hépatique aiguë dans un contexte de cardiopathie décompensée ou d'infiltration métastatique massive du foie, la maladie de Wilson, l'hyperthermie lors du coup de chaleur, peuvent induire une hépatite fulminante (41, 76, 80, 150).

X-3- *Les urgences chirurgicales*

X-3-1- L'angiocholite lithiasique

Le tableau clinique se caractérise par une triade classique : douleur (colique hépatique irradiant en intrascapulaire et à l'épaule droite), fièvre de type pseudopalustre et ictère à rechutes. L'échographie hépatique permet de confirmer le diagnostic en objectivant des voies biliaires principale et intra-hépatiques dilatées ainsi que le calcul qui paraît hyperéchogène avec un cône d'ombre postérieur.

X-3-2- La cholécystite aigue:

C'est l'inflammation aigue de la vésicule biliaire souvent liée à l'enclavement d'un calcul dans l'entonnoir infundibulo-cystique. Elle se présente avec des douleurs de l'hypochondre droit irradiant vers l'épaule droite parfois vers la pointe de l'omoplate, survenant souvent en post prandial tardif après un repas gras épicé. Des nausées et des vomissements alimentaires ou bilieux sont souvent associés. Le bilan biologique objective une hyperleucocytose à prédominance polynucléaire avec un syndrome de choléstase. L'échographie hépatique réalisée de première intension confirme le diagnostic.

XI- EVOLUTION ET PRONOSTIC

La SHAG est une affection rare mais grave (127). Son pronostic très sévère s'est beaucoup amélioré ces dernières années grâce à un diagnostic précoce et une prise en charge rapide et adéquate (12, 51, 151).

XI-1- *Le pronostic maternel:*

Avant 1970, la mortalité maternelle était de 90%. Actuellement, elle est de 6.8 à 10% (10, 21, 108, 127, 151, 173). Dans notre étude, vu la gravité de nos patientes et le retard de leur prise en charge, le taux de mortalité a été de 31.81%. En l'absence d'une prise en charge urgente, la mère décède en moyenne 15jours après les premiers symptômes et 7jours après l'ictère (151). Ce décès est habituellement en rapport avec la défaillance hépatique aigue et les complications médicales telles que les hémorragies gastro-intestinales, les complications septiques et le syndrome de détresse respiratoire aigue (51). Quand la prise en charge est précoce, la mère survit et l'évolution clinique et biologique se fait vers la guérison avec restitution ad integrum du foie (51, 88, 151, 127, 173). En effet, une fois la grossesse est interrompue, l'ictère, l'atteinte hépatique ainsi que la CIVD s'aggravent les 2 premiers jours puis s'améliorent progressivement en 2 à 11jours. Les troubles métaboliques et hématologiques peuvent persister des jours voire des semaines (51, 93). Histologiquement, la nécrose hépatocytaire n'est pas caractéristique de la maladie ainsi le foie, qui est en défaillance métabolique temporaire, guérit complètement en 2 à 3semaines après l'accouchement (51, 127, 151).

56

XI-2- *Le pronostic fœtal:*

Avant 1980, la fréquence de mort fœtale in utero et de mort périnatale était de 80%. Actuellement, elle est de 16 à 64% (21, 127, 151). Dans notre étude, la mortalité fœtale et périnatale a été de 45.45%.

XII. PROPOSITION DE CONDUITE OBSTETRICALE

Le plus souvent, lors du diagnostic de la SHAG, la femme n'a pas encore entrée en travail. Quatre situations peuvent être schématisés :

1. Mort fœtale in utero: L'évacuation utérine en urgence est indiquée pour éviter les complications hémorragiques et préserver le pronostic maternel.

2. Souffrance fœtale aigue: La césarienne est indiquée en urgence quelque soit la sévérité de la maladie maternelle.

3. Conditions fœtales satisfaisantes chez une femme très symptomatique (avec facteur V<50%): La césarienne en urgence représente la solution de sauvetage maternel et fœtal. Parfois, les conditions obstétricales sont favorables pour tenter la voie basse avec déclenchement du travail par une perfusion intraveineuse d'ocytocine mais dès qu'apparaissent une souffrance fœtale aigue et/ou une aggravation de la condition maternelle, la césarienne en urgence devient obligatoire.

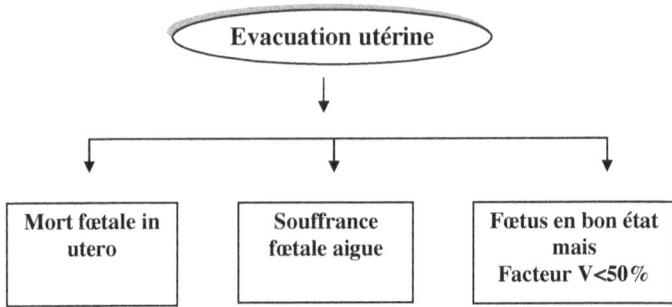

```
        ┌──────────────────────────┐
        │    Evacuation utérine    │
        └──────────────────────────┘
                     │
                     ▼
   ┌─────────────────┼─────────────────┐
   ▼                 ▼                 ▼
┌──────────┐  ┌──────────────┐  ┌──────────────┐
│ Mort     │  │  Souffrance  │  │ Fœtus en bon │
│ fœtale in│  │  fœtale aigue│  │ état mais    │
│ utero    │  │              │  │ Facteur V<50%│
└──────────┘  └──────────────┘  └──────────────┘
```

Figure 1:Indication de l'évacuation utérine en urgence.

4. Diagnostic précoce avec bonnes conditions fœtales et maladie maternelle paucisymptomatique (facteur V>50%):

- Si la grossesse est à terme, l'évacuation utérine par voie basse est indiquée.

- Si le terme de la grossesse n'a pas dépassé 30 semaines, l'évacuation utérine peut être retardée de quelques jours avec surveillance quotidienne de l'hémostase et surveillance du fœtus en milieu obstétrical. si l'évacuation utérine est décidée, la voie basse peut être tentée quand la maturation du col de l'utérus le permet.

XIII. CONCLUSION

Finalement, malgré le développement des moyens de réanimation, la SHAG reste toujours une pathologie grave à laquelle il faut penser devant toute femme enceinte se présentant avec une symptomatologie digestive et/ou une perturbation du bilan hépatique. A l'heure actuelle, la pathogénie de la SHAG reste encore discutée bien que plusieurs hypothèses physiopathologiques soient avancées pour expliquer le mécanisme de cette maladie. Son traitement est multidisciplinaire et nécessite une étroite collaboration entre le médecin gynécologue, le médecin réanimateur et le médecin hépatologue. Le diagnostic à la phase pré-ictérique et l'évacuation utérine précoce constituent les seuls éléments pouvant améliorer sensiblement le pronostic. En effet, la mortalité passe de 0% quand le diagnostic est fait à la phase pré-ictérique à 46.7% lorsqu'il est fait à la phase ictérique. L'évacuation utérine précoce reste le seul traitement curatif efficace jusqu'à ce jour.

BIBLIOGRAPHIE

1. Abbel TL, Riely CA
Hyperemesis gravidarum.
Gastroenterol Clin North Am, 1992; 21: 835-39.

2. Bahloul M, Dammak H, Khlaf-Bouaziz N, Trabelsi K, Khabir A, Ben Hamida C, Kallel H, Ksibi H, Chelly H, Chaari A, Rekik N, Bouaziz M. Acute fatty liver of pregnancy. About 22 cases. Gynecol Obstet Fertil. 2006 Jul-Aug;34(7-8):597-606

3. Adams RH, Gordon J.
Hyperemesis gravidarum, I Evidence of hepatic dysfunction.
Obstet Gynecol, 1968; 31: 659-64.

4. Allgaier HP, Haag K, Ochs A, Hauenstein KH, Jeserich M, Krause T et al.
Hepato-pulmonary syndrome: successfull treatment by transjugular intrahepatic portosystemic stent-shunt (TIPS).
J Hepatol, 1995; 23:102.

5. Bahloul M, Ksibi H, Khlaf Bouaziz N, Dammak H, Ben Hamida C, Kallel H, Chelly H, Bouaziz M. Acute fatty liver of pregnancy. "Incidence, pathogenesis, diagnosis, treatment and prognosis". Tunis Med. 2008 Jun;86(6):525-8. Review. French.

6. Aronson S, Blumenthal R.
Perioperative renal dysfunction and cardiovascular anesthesia: concerns and controversies.
J Cardiothorac Vasc Anesth, 1998; 12: 567-86.

7. Bacq Y, Constans T, Body G.
La stéatose hépatique aigue gravidique.
J Gynecol Obstet Biol Reprod, 1986; 15: 851-861.

8. Bacq Y, Riely CA.
Acute fatty liver of pregnancy: the hepatologist's view.
Gastroenterologist, 1993; 1: 257-64.

9. Badwin GS.
Do NSAIDs contribute to acute fatty liver of pregnancy?
Medical hypotheses, 2000; 54 (5); 846-849.

10. Barouni Mourad, Néji Khaled, Ounaissa Faiz et al.
La stéatose hépatique aigue gravidique à propos de 3 cas.
La Tunisie Médicale, 2000; Vol, 78, N° 08-09: 530-534.

11. Barron W.
The sydrom of preeclampsia.

Gastroenterol Clin North Am, 1992; 21: 851-72.

12. Barton LR, Sibai BM, Mabie WC.
Recurrent acute fatty liver of pregnancy.
Am J Obstet Gynecol, 1990; 163: 534-538.

13. Basile AS, Hughes RD, Harrison PM, Murata Y, Pannell L, Jones EA et al.
Elevated brain concentrations of 1, 4-benzodiazepines in fulminant hepatic failure.
N Engl J Med, 1991; 325:473-78.

14. Baughman RP, Lower EE, Flessa HC, Tollerud DJ.
Thrombocytopenia in the intensive care unit.
Chest, 1993; 104: 1243-7.

15. Beaudevin.
Ictères et grossesses.
EMC obstétrique, 1986; 5045 E10, 3: 8.

16. Ben Hamou JP.
Stéatose hépatique dans l'actualité digestive médicochirurgicale.
Mouel Jean (ed) Paris, 1987; 63-84.

17. Berardi JC, Fraysse B, Bernuau J, Descout F.
La stéatose hépatique aigue gravidique: Mise au point à propos d'une nouvelle observation.
J Gynecol Obstet Biol Reprod, 1983; 14: 1407-1408.

18. Bernuau J.
La stéatose hépatique aigue gravidique.
Presse Med, 1985; 14: 1407-1408.

19. Bernuau J, Benhamou JP.
Maladies hépatiques.
In: Médecine de la femme enceinte, Barron WM, Lindheimer MD, Davidson JM.
Flammarion/Médecine sciences, Paris, 1990: 38-71.

20. Bernuau J, Benhamou JP.
Insuffisance hépatique fulminante et subfulminante.
In: Benhamou JP, Bircher J, McIntyre N, Rizzetto M, Rodès J, eds. Traité européen d'hépatologie clinique, Paris: Flammarion, 1993:923-42.

21. Bernuau J, Degott C, Nouvel O, Ruef B.
Non fatal acute fatty liver of pregnancy.
Gut, 1983; 24: 340-344.

22. Bernuau J, Goudeau A, Poynard T, Dubois F, Lesage G, Yvonnet B et al.
Multivariate analysis of prognostic factors in fulminant hepatitis B.

- -

Hepatology, 1986; 6:648-51.

53. Bernuau J, Levardon M, Huisse MG.
La stéatose hépatique aigue gravidique: maladie aisément curable.
Gastroenteral, Clin Biol ,1987; 11: 128-132.

24. Bernuau J, Rueff B, Benhamou JP.
Fulminant and subfulminant liver failure: definitions and causes.
Semin Liv Dis, 1986; 6:97-106.

25. Bernuau J.
Signification d'une hypertransaminasémie en fin de grossesse.
Presse Med, 1994; 23: 466-8.

26. Bertram PD, Anderson GD, Kelly S, Sabesin SM.
Ultrastructural alterations in acute fatty liver of pregnancy: Similarity to Reye's syndrome.
Gastroenterology, 1987; 74: 1008.

27. Bismuth H, Samuel D, Castaing D, Adam R, Saliba F, Johann M et al.
Orthotopic liver transplantation in fulminant and subfulminant hepatitis. The Paul Brousse experience.
Ann Surg, 1995; 222:109-19.

28. Bonkovsky HL, Kane RE, Jones DP, Galinsky RE, Banner B.
Acute hepatic and renal toxicity from low doses of acetaminophen in the absence of alcohol abuse or malnutrition: Evidence for increased susceptibility to drug toxicity due to cardiopulmonary and renal insufficiency.
Hepatology, 1994; 19:1141-48.

29. Bonnar J.
Haemostasis and coagulation disorders in pregnancy.
In: Bloom AL, Thomas DP, eds. Haemostasis and thrombosis. 2nd ed. Edinburgh: Churchill-Livingstone, 1987: 570-82.

30. Boudjema K, Cherki D, Jaeck D, Chenard-Neu MP, Steib A, Freis G et al.
Auxiliary liver transplantation for fulminant and subfulminant hepatic failure.
Transplantation, 1995; 59:218-23.

31. Boudjema K, Jaeck D, Simeoni U, Bientz J, Chenard MP, Brunot P.
Temporary auxiliary liver transplantation for subacute liver failure in a child.
Lancet, 1993; 342:778-9.

32. Bourlière M, Bernuau J, Ducrotte S, Walch R.
Polyuro-polydipsie et stéatose aigue gravidique, Discussion à propos d'un cas.
J Gynecol Obstet Biol Reprod, 1989; 18: 79-81.
33. Boustière M, Gauthier F.
Stéatoses hépatiques non alcooliques.

Presse Médicale, 1985; 14: 1147-1150.

34. Bray GP.
Liver failure induced by paracetamol.
Br Med J, 1993; 306:157-8.

35. Brites D, Rodrigue CM, Olivera N, Cardosa M.
Correction of maternal serum bile acid profils during urodeoxycholic acid therapy in cholestasis of pregnancy.
J Hepatol, 1998; 28:91-98.

36. Brites D, Rodrigue CM, Van Zeller H.
Relevance of serum bile acide profile in diagnosis of intrahepatic cholestasis of pregnancy in high incidence area: Portugal.
Eur J Obstet Gynecol Reprod Biol, 1998; 80: 31-38.

37. Burroughs AK, Seong NHG, Dojcinov DM.
Idiopathic acute fatty liver of pregnancy in twelve patients.
QJ Med, 1982; 51: 481-97.

38. Canalese J, Gimson AES, Davis C, Mellon PJ, Davis M, Williams R.
Controlled trial of dexamethasone and mannitol for the cerebral oedema of fulminant hepatic failure.
Gut, 1982; 23:625-9.

39. Castro MA, Goodwin TM, Shaw KJ, Ouzou nian JG, McGehee WG.
Disseminated intravascularcoagulation and antithrombin III depression in acute fatty liver of pregnancy.
Am J Obstet Gynecol, 1996; 174:211-216.

40. Castro MA, Ouzounian JG, Colletti PM, Shaw KJ, Stein SM.
Radiologic studies in acute fatty liver of pregnancy: a review of the literature and 19 new cases.
J Repord Med, 1996; 41: 839-43.

41. Cellarier G, Bonal J, Bouchiat C, Talard P, Dussarat GV.
Foie ischémique aigu.
Presse Med, 1995; 24:1418-20.

42. Chapman RW, Forman D, Peto R, Smallwood R.
Liver transplantation for acute hepatic failure?
Lancet, 1990; 335:32-5.

43. Chin Lye Chang, Margery Morgan, Jeremy GC, Kingham.
Prospective study of liver dysfunction in pregnancy in Southwest Wales.
Gut, 2002; 51(6): 876-80.
44. Cordoba J, Gottstein J, Blei AT.
Glutamine myo-inositol and organic brain osmolytes after portocaval anastomosis in the

rat. Implications for ammonia-induced brain edema.
Hepatology, 1996; 24:919-23.

45. Couvelaire H, Aubertin P.
Mort rapide après l'accouchement par dégénerescence hépatique aigue.
Bull Soc Obstet Gynecol, 1921; 10: 296-302.

46. Crouet H, Muller G, Philippart P, Levy G.
Grossesse non compliquée après guérison d'une stéatose hépatique aigue gravidique.
Fr Gynecol Obstet ,1985; 80: 113-7.

47. Cruishank SH.
Management of postpartum and pelvic hemorrhage.
Clin Obstet Gynecol, 1986; 29: 213-9. Am J Obstet Gynecol 1975; 8: 1122-3.

48. Cunningham GH, Mac Donald PC, Gant NF.
Gastrointestinal diseases.
In: William obstetrics, Norwalk (CT): Appleton & Lange, 1993; 1152-62.

49. Danan G, Trunet P, Bernuau J, et al.
Pirprofen induced fulminant hepatitis.
Gastroenterology, 1985; 89: 210-213.

50. David Minton MD, Michael K, Yancey MD, David J, Dolton MD, and Patrik Duff MD.
Acute fatty liver of pregnancy in a patient with chronic active hepatitis and associated hepatocyte alpha1-antitrypsin inclusions.
Obstet Gynecol, 1993; 81 (5 (Pt2)): 819-23.

51. Deider T, Fisher MD, and John T, Repkr MD.
Liver disease pf pregnancy particular to the third trimester.
Prim Care Update Ob/Gyns, 1998; 5: 36-42.

52. Devlin J, Williams R.
Transplantation for fulminant hepatic failure: Comparing tacrolimus versus cyclosporine for immunosuppression and the outcome in elective transplants.
Transplantation, 1996; 62:1251-55.

53. Dietrich Matern MD, Patricia Hart MS, Amy P, Murtha MD PhD, and William R, Treem MD.
Acute fatty liver of pregnancy associated with short-chain acyl-CoA dehydrogenase deficiency.
The J of Pediatrics, 2001; 138: 585-588.

54. Duma RJ, Dowling EA, Alexander HC et al.
Acute fatty liver of pregnancy: Report of surviving patient with serial liver biopsies.

Ann, Intern, Med, 1965; 63: 851-858.

55. Dupont J, Messiant F, Declerck N, Tavernier B, Jude B, Durinck L et al.
Liver transplantation without the use of fresh frozen plasma.
Anesth Analg, 1996; 83:681-6.

56. Durand F, Belghithi J, Bernuau J.
Insuffisance hépatique aigue.
Encyclopédie Médico chir (Elsevier, Paris), Hépatologie, 1999; 7-014-C-10: 14.

57. Ede RJ, Gimson AES, Bihari D, Williams R.
Controlled hyperventilation in the prevention of cerebral oedema in fulminant hepatic failure.
J Hepatol, 1986; 2:43-51.

58. Edwards AG.
A case of obstetrical acute yellow atrophy of the liver.
J ObstetGynecol, 1960; 67: 460-462.

59. Ellis AJ, Wendon JA, Portmann B, Williams R.
Acute liver damage and ecstasy ingestion.
Gut, 1996; 38:454-8.

60. Farine D, Newhouse J, Owen J et al.
Magnetic resonance imaging and computed tomography scan for the diagnosis of acute fatty liver of pregnancy.
Am J Perinatol, 1990; 95: 1137.

61. Feller A, Ugarte G, Pinome and al.
Acute fatty liver of pregnancy: a possible disorder of carnitine metabolism.
Gastroenterology, 1983; 84: 5.

62. Ferenci P.
Brain dysfunction in fulminant hepatic failure.
J Hepatol, 1994; 21:487-90.

63. Fernandez H.
Hémorragies graves en obstétrique.
In : Sfar, ed. Conférences d'actualisation. Congrès national d'anesthésie et réanimation.
Paris : Masson ,1993 ; 511-28.

64. Fingerote RJ, Bain VG.
Fulminant hepatic failure.
Am J Gastroenterol, 1993; 88:1000-10.

65. Fingerote RJ, Bain VG.
Fulminant hepatic failure.

--

Am J Gastroenterol, 1993; 88:1000-10.

66. Flejou JF, Degott C, Capron JP.
Les stéatoses microvésiculaires.
Gastroenterol Clin Biol, 1987. 11/ 115-8.

67. Formenty B, Gimbert S, Mansouri A, Pessayre D.
Hepatic mitochondrial DNA deletion in alcoholics: association with microvesicular steatosis.
Gastroenterology, 1995; 108: 193-200.

68. Formenty B, Mansouri A, Bonnefont JP.
Most cases of medium-chain acyl-CoA dehydrogenase deficiency escape detection in France.
Hum Genet, 1996; 97: 367-8.

69. Fromenty B and Pessayre D.
The molecular basis of pediatric long chain 3-hydroxyacyl-CoA dehydrogenase deficiency associated with maternal acute fatty liver of pregnancy.
Proc Natl Acad Sci USA, 1995 Jan 31; 92(3): 841-5.

70. FromentyB, Pessayre D.
Inhibition of mitochondrial beta-oxydation as mechanism of hepatotoxicity.
Pharmacol Ther, 1995; 67: 101-54.

71. Gara & coll.
Stéatose hépatique aigue gravidique.
Le Magrèb Medical, 1997; 320: 36-38.

72. Gimbert S, Fisch C, Deschamps D, Berson A, Fromenty B, Feldmann G and Pessayre D.
Effects of female sex hormones on liver mitochondria in non pregnant female mice: possible role in acute fatty liver of pregnancy.
Am, J, Physiol, (Gastrointest, Liver Physiol), 1995; 268: 107-115.

73. Gimbert S, Fromenty B, Fisch C, Letteron P, Berson A, Durand Schneider A M , Feldmann G and Pessayre D.
Decreased mitochondrial oxidation of fatty acids in pregnancy mice: possible relevance to development of acute fatty liver of pregnancy.
Hepatology, 1993; 17: 628-637.

74. Gimson AES.
Fulminant and late onset hepatic failure.
Br J Anaesth, 1996; 77.

75. Gitlin N.
Liver disease in pregnancy.

Philadelphia, WB Saunders, 1992; p1155.

76. Gitlin N, Serio KM.
Ischemic hepatitis: widening horizons.
Am J Gastroenterol, 1992; 87:831-6.

77. Grimm G, Ferenci P, Katzenschlager R, Madl C, Schneeweiss B, Laggner AN et al.
Improvement of hepatic encephalopathy treated with flumazenil.
Lancet, 1988; 11:1392-94.

78. Hagey JM, Laplatte G.
Acute fatty liver of pregnancy.
CM, 1983; 105: 1982-85.

81. Hepatitis E among US travelers, 1989-1992.
MMWR Morb Mortal Wkly Rep, 1993; 42:1-4.

79. Hague W N, Duncan SLB.
Acute fatty liver of pregnancy.
Journ of the Royal Society of Medecine, 1983; 76: 652-659.

80. Henrion J, Hautekeete M, Brenard R, Schapira M, Somers G, Geubel A et al.
Hépatite fulminante et subfulminante due à des métastases hépatiques. Une autre cause d'hépatite hypoxique.
Gastroenterol Clin Biol, 1996; 20:535-43.

82. Hjelm M, De Silvia LVK, Seakins JWT, Oberholzer VG.
Evidence of inherited urea cycle defect in a case of fatal valproate toxicity.
Br Med J, 1988; 292: 23-24.

83. Hoofnagle JH, Carithers RL, Shapiro C, Ascher N.
Fulminant hepatic failure: summary of a workshop.
Hepatology, 1995.

84. Howard CD, Seipert CF.
Flumazenil in the treatment of hepatic encephalopathy.
Ann Pharmacother, 1993; 27:46-8.

85. Imed Cheikh, Hatem Chaabouni, Sinda Laajili, Yosra Said, Ahmed Ben Ammar.
Les hepatopathies gravidiques.
La Tunisie Médicale, 2000; Vol 78, N° 12: 699-704.

86. Ingrid M, Buytaert, MD, André GP, Elewaut MD, Henry E and Van Kets MD.
Early occurrence of acute fatty liver in pregnancy.

--

Am J Gastroenterol, 1996 Mar; 91 (3): 603-4.

87. Izumi S, Langley PG, Wendon J, Ellis AJ, Pernambuco RRB, Hughes RD et al.
Coagulation factor V level as a prognostic indicator in fulminant hepatic failure.
Hepatology, 1996; 23:1507-11.

88. Jacqueline L, Wolf MD.
Liver disease in pregnancy.
Med Clin North Am, 1996 Sep; 80 (5): 1167-87.

89. Jamal A, Ibdah, M, D, Ph, D, Michael J and al.
A fetal fatty-acid oxidation disorder as a cause of liver disease in pregnant women.
N Engl J Med, 1999; 340: 1723-31.

90. Johson CD.
Magnetic resonance imaging of liver: current clinical application.
Mayo Clin Proc, 1993; 68: 147.

91. Johston WG, Baskett TF.
Obstetric cholestasis: a 14 year review.
Am J Obstet Gynecol , 1979; 133: 299-301.

92. José Franco MD, Julianne Newcomer MD, Mark Adams MD MS, and Kia Saeian MD.
Auxiliary liver transplant in acute fatty liver of pregnancy.
Obstet Gynecol, 2000Jun; 95(6 Pt 2): 1042.

93. Kaplan MM.
Acute fatty liver of pregnancy.
N Engl J Med, 1985; 313: 367-370.

94. Karen M, Davidson MD, Lynn L, Simpson MD, Tamsin A, Knox, MD and Merry E, D'Alton MD.
Acute fatty liver of pregnancy in triplet gestation.
Obstet Gynecol, 1998 May; 91(5 Pt 2): 806-8.

95. Kenyon AP and Nelson-Piercy.
Hyperhemesis gravidarum, gastrointestinal and liver disease in pregnancy.
Current Obstet1Gynaecology, 2001; 11: 336-343.

96. Klein NA, Mabie WC, Shaver DC.
Herpes simplex virus hepatitis in pregnancy: two patients successfully treated with acyclovir.
Gastroenterology, 1991; 100: 239-44.

97. Knox TA, Olans LB.
Liver disease in pregnancy.

N England J Med, 1996; 335: 569-576.

98. Krawczunski K.
Hepatitis E.
Hepatology, 1993; 17: 932-41.

99. Lancaster JR, Laster SM, and Gooding LR.
Inhibition of target cell mitochondrial electron transfer by Tumor Necrosis Factor.
FEBS Lett, 1989; 248: 169-174.

100. Larrey D, Rueff B, Feldman G, Benhamou JP.
Reccurent jaundice caused by recurrent hyperemesis gravidarum.
Gut, 1984; 25: 1414-5.

101. Larsen FS, Hansen BA, Pott F, Ejlersen E, Secher NH, Paulson OB et al.
Dissociated cerebral vasoparalysis in acute liver failure. A hypothesis of gradual cerebral hyperaemia.
J Hepatol 1996; 25:145-51.

102. Le Gall JR, Klar J, Lemeshow S, Saulnier F, Alberti C, Artigas A et al.
The logistic organ dysfonction system: a new way to assess organ dysfonction in the intensive care unit.
JAMA, 1996; 276: 802-10.

103. Lee WM.
Drug-induced hepatotoxicity.
N Engl J Med, 1995; 333:1118-27.

104. Lorsen B, Lars F, Sens M.
Acute fatty liver of pregnancy with complicated dissemited intravascular coagulation.
Acta Obs Gynecol Scand. 1983; 62: 403-407.

105. M Miguil, A Sadraoui, S Moutaouakkil, B Idali, M Ghazli, M Benaguida.
La stéatose hépatique aigue gravidique peut guérir malgré la poursuite de la grossesse.
J, Gynecol Obstet Biol Reprod, 1994; 23: 308-310.

106. Mabie WC & al.
Computed tomography in acute fatty liver of pregnancy.
Am J Obstet Gynecol, 1988: 158: 142-5.

107. Mabie WC, Dalus J, Morreti M, Gold MG.
Acute fatty liver of pregnancy.
Ann J Obstet Gynecol, 1988; 158: 142-145.

108. Mahbouli S, Basli M, Messaoudi F, Messaoudi i, Chibani M, Rachdi R.
La mortalité maternelle : épidémiologie, facteurs de risque et évitabilité : À propos de

dix cas.
Gynécologie Obstétrique & Fertilité, 2003 ; 31: 1018–1023.

109. Mallédant Y, Wodey E, Joly A, Tanguy M.
Hépatotoxicité des anesthésiques halogénés. In: Foie et Anesthésie.
Paris: Masson, 1997 (sous presse).

110. Manju Monga, MD, Allan R, Katz MD.
Acute fatty liver in the second trimester of pregnancy.
Obstet Gynecol, 1999 May; 93 (5 (Pt 2)) : 811-3.

111. Manju Monga, MD, Allan R, Katz MD.
Acute fatty liver in the second trimester of pregnancy.
Prim, Care Update Ob Gyns, 1998 Jul 1; 5(4): 191.

112. Mantz JM.
Urgences maternelles perinatales.
Presse Med, 1996; 25: 1492-500.

113. Marpeau J, Benifla JL, Gazoulliere D.
Cirrhose biliaire ptimitive (CBP) et grossesse, Apropos d'un cas clinique, Revue de la littérature.
J Gynecol Obstet Biol Repord, 1991; 20: 805-807.

114. Matsuda Y, Kadama Y, Maeda Y.
Pregnancy of vasospasme.
Obstet Gynécol, 1994; 84: 678-679.

115. Miki C, Iriyama K, Strain A, Harrison JD, Hirono S, Gunson BK et al.
Clinical significance of serum hepatocyte growth factor in orthotopic liver transplantation.
Surgery, 1996; 119:505-10.

116. Miwa Y, Kato M, Moriwaki H, Okuno M, Sugihara J, Ohnishi H et al.
Effect of branched-chain amino acid infusion on protein metabolism in rats with acute hepatic failure.
Hepatology 1995;22:291-6,

117. Moritz MJ, Jarrell BE, Munoz SJ, Maddrey WC.
Regeneration of the native liver after heterotopic liver transplantation for fulminant hepatic failure.
Transplantation, 1993; 55:952-4.

118. Myers B, Miller DC, Mehigan JT.
Nature of the renal injury following total renal ischemia in man.
J Clin Invest, 1984; 73: 329-41.

119. Ockner SA, Brunt EM, Cohn SM.
Fulminant hepatic failure caused by acute fatty liver of pregnancy treated by orthotopic

liver transplantation.
Hepatology, 1990; 11: 59-64.

120. O'Grady JG, Alexander GJM, Hayllar KM, Williams R.
Early indicators of prognosis in fulminant hepatic failure.
Gastroenterology, 1989; 97:439-45.

121. O'Grady JG, Langley PG, Isola LM, Aledort LM, Williams R.
Coagulopathy of fulminant hepatic failure.
Semin Liver Dis, 1986; 6:159-63.

122. Oppong KNW, Bartlett K, Record CO, Al Mardini H.
Synaptosomal glutamate transport in thioacetamide-induced hepatic encephalopathy in
the rat.
Hepatology, 1995; 22.

123. Palot M.
Hémorragie de la délivrance. Prise en charge hospitalière initiale.
In: Sfar, ed. Médecine d'urgence. 39e Congrès national d'anesthésie-réanimation. Paris :
Elsevier, 1997 ; 61-67,

**124. Papatheodoridis GV, Delledetsima JK, Kavallierou L, Kapranos N,
Tassopoulos NC.**
Fulminant hepatitis due to Epstein-Barr virus infection.
J Hepatol, 1995; 23:348-50.

125. Pappas SC.
Fulminant viral hepatitis.
Gastroenterol Clin North Am, 1995; 24:161-73.

126. Pereira LMMB, Langley PG, Hayllar KM, Tredger JM, Williams R.
Coagulation factor V and VIII/V ratio as predictors of outcome in paracetamol-induced
fulminant hepatic failure: relation to other prognostic indicators.
Gut, 1992; 33:98-102.

127. Ph Meicler.
Stéatose aigue hépatique gravidique récidivente.
Rev Fr Gynécol Obstét, 1994; 89(1): 44-48.

128. Pockros PJ, Peters RL, Reynolds TB.
Idiopathic fatty liver of pregnancy: Finding in Ten cases.
Medecine, 1984; 63: 1-11.

129. Practice Guidelines.
A report by the American society of anesthesiologists' task force on blood component

therapy.
Anesthesiology, 1996 ; 84 : 732-47.

130. Pescott LF, Illingworth RN and al.
Intravenous N- acetylcystine: the treatment of choice for paracetamol poisoning.
BMJ 1979; 2:1097-1100. [Medline].

131. Queval A, Vix O, Dufossé M, Augris PP, Deswarte S.
Grossesse normale après stéatose hépatique aigue gravidique sévère.
J Gynecol Obstet Biol, Reprod, 1994; 23:905-8.

132. Ralfes DB, Ishak KG.
Liver disease in toxemia of pregnancy.
Am J Gastroenterol, 1986; 81: 1138-44.

133. Reid R, Ivey KJ.
Fetal complications of obstetric cholestasis.
BMJ, 1976; 1: 870-2.

134. Reiser V, Duvier S, Ferrut O, Lançon JP, Gisselman F.
Intérêt des examens biologiques pour le diagnostic précoce de la stéatose hépatique
aigue gravidique.
Ann Fr Anesth Réa, 1992; 11 : 592-597.

135. René Caquet.
Examens de laboratoire en pratique médicale courante.
4ième édition, 1987.

136. Reyes H, Gonzalez MC, Ribalta J.
Prevalence of intrahepatic cholestasis of pregnancy in la Paz, Balivia.
J Chron Dis, 1979; 32: 499-504.

137. Reyes H, Sjovall.J.
Bile acids and progesterone metabolites in intrahepatic cholestasis of pregnancy .
Ann Med, 2000; 32: 94-106.

138. Reyes H.
The spectrum of liver and gastointestinal disease seen in intrahepatic cholestasis of
pregnancy.
Gastroenterol Clin North Am, 1992; 21: 905-21.

139. Riely CA.
Acute fatty liver of pregnancy.
Semin Liver Disease, 1987; 7: 47-54.

140. Robert A, Chazouilleres O.
Prothrombin time in liver failure. Time, ratio, activity percentage, or international

normalized ratio.
Hepatology, 1996; 24:1392-94.

141. Robert G, Batey, MD.
Acute fatty liver of pregnancy: is it genetically predetermined?
Am J Gastoenterol, 1996 Nov; 91 (11):2262-4.

142. Roe CR, Coates PM.
Mitochondrial fatty oxidation disorders.
In: Scriver CR, Beaudet AL, Sly WS, Valle D, editors, The metabolic and molecular
bases of inherited disease, New York: Mc Graw-Hill,1995;1501-33.

143. Rolando N, Gimson A, Wade J, Philpott-Howard J, Casewell M.
Prospective controlled trial of selective parenteral and enteral antimicrobial regimen in
fulminant liver failure.
Hepatology, 1993; 17:196-201.

**144. Rolando N, Harvey F, Brahm J, Philpott-Howard J, Alexander G, Casewel M
et al.**
Fungal infection: a common, unrecognised complication of acute liver failure.
J Hepatol, 1991; 12:1-9.

**145. Rolando N, Harvey F, Brahm J, Philpott-Howard J, Alexander G, Gimson A
et al.**
Prospective study of bacterial infection in acute liver failure: an analysis of fifty
patients.
Hepatology, 1990; 11:49-53.

146. Rolfes DB, Ishak KG.
Acute fatty liver of pregnancy: A clinico-pathologic study of 35 cases.
Hepatology, 1985; 5: 1149-58.

147. Rolfes DB, Ishak KG.
Liver diseases in toxemia of pregnancy.
Am J Gastroenterology, 1986; 12: 1138-44.

148. Rosa H. W, Sherries.M, Beate D, William M. G.
A population-based study of acute fatty liver of pregnancy: incidence and maternal and
neonatal outcomes.
Am J Obstet Gynecol, 2000; Volume 189, Number 6, SMFM Abstracts S147.

149. Saeed S, Hamid SM, Wasim Jafri, Haleem Khan,and Houwrd Fields.
Fulminant hepatic failure in pregnant women: Acute fatty liver or acute viral hepatisis.
Journal of Hepatology, 1996; 25: 20-27.

150. Saissy JM, Almanza L, Samuel D, Pats B.
Transplantation hépatique pour hépatite fulminante après un coup de chaleur.

--

Presse Med, 1996; 25:977-9.

151. Sallebert S, Flejou JF, Degott C.
Capron JP, Stéatoses hépatiques non alcooliques.
Encyclopédie Médico chir, Foie-pancréas, 1988; 3:7040 B 10.

152. Salmeron JM, Tito L, Rimola A, Mas A, Navasa MA, Llach J et al.
Selective intestinal decontamination in the prevention of bacterial infection in patients
with acute liver failure.
J Hepatol, 1992; 14:280-5.

153. Scheehan HL.
Thepathology of acute yellow atrophy and delayed chloroform poisoning.
J Obstet Gyneacol Br Emp, 1940; 47: 49-62.

154. Scherlok S.
Acute fatty liver of pregnancy and the microvesicular fat diseases.
Gut, 1983; 24:265-269.

155. Schorr-Lesnick B, Lebovics E, Dworkin B et al.
Liver diseases unique to pregnancy.
Am J Gastroenterol, 1991; 86: 659.

156. Scully R E, Galdabini J J and McNeely BU.
Case records of the Massachusetts General Hospital: weekly clinicopathological
exercises.
N England J Med, 1981; 304: 216-224.

157. Seligman SP.
The role of nitric oxide in the pathogenesis of preeclampsia.
Am J Obstet Gynecol , 1994; 171: 944-8.

158. Seymour CA, Chadwik VS.
Liver and gastrointestinal function in pregnancy.
Postgrad Med J, 1979; 55: 343-352.

**159. Shahabeel M, Jwayyed, MD, Facep, Michelle Blanda, MD, Facep, and Mark
Kubina, MD.**
Acute fatty liver of pregnancy.
The Journal of Emergency Medecine, 1999; Vol 17, N° 4:673-677.

160. Shan B, Vazquez E and Lewis JA.
Interféron selectivity inhibits the expression of mitochondrial genes: a novel pathway
for interféron mediated reponses.
EMBO J, 1990; 9: 4307-314.

161. Shanley CJ, Braun DK, Brown K, Turcotte JG, Greenson JK, Beals TF et al.
Fulminant hepatic failure secondary to Herpes Simplex virus hepatitis.

--

Transplantation, 1995; 59:145-9.

162. Shaw BW, Cattral M, Langas AN, Heffron TG, Fox U.
Orthotopic auxiliary liver transplantation: the treatment of choice for acute liver failure?
Hepatology, 1993; 18:66A.

163. Sheehan HL.
Jaundice in pregnancy.
Am J Obstet Gynecol, 1961; 81: 427-40.

164. Sherolok S.
Acute fatty liver of pregnancy and the microvesicular fat diseases.
Gut, 1983; 24:265-269.

165. Shunji Suzuki, Shoichi Watanabe, Tsutomu Araki.
Acute fatty liver of pregnancy at 23 weeks of gestation.
British Journal of Obstetrics and Gynaecology, February 2001; 108:223-224.

166. Sibai MB.
The HELLP syndrome (hemolysis, Elevated Liver enzymes, Low Platelets syndrome):
much ado about nothing?
Am J Obstet Gynecol, 1990; 162: 311-6.

167. Sibai MB, Ramadan MK, Salama M.
Maternal morbidity and mortality in 442 pregnancies with hemolysis Elevated Liver
enzymes, Low Platelets syndrome (HELLP syndrome).
Am J Obstet Gynecol, 1993; 169: 1000-6.

168. Smilkstein MJ, Knapp GL, Kulig KW and al.
The traitement of acetaminophen overdose: analysis of the National Multicenter Study
(1976 to 1985).
N Endl J Med, 1988; 319:1557-1562. Abstract.

169. Soilleux H, Gillon MC, Mirand A, Daibes M, Leballe F, Ecoffey C.
Comparative effects of small and large aprotinin doses on bleeding during orthotopic
liver transplantation.
Anesth Analg, 1995; 80:349-52.

170. Starko K M, Mullick F G.
Hepatic and cerebral pathology findings in children with fatal salicylate intoxication:
further evidence for a causal relation between salicylate and Reye's syndrome.
Lancet, 1983; 1: 326-328.

171. Steven MM.
Pregnancy and liver disease.
Gut, 1981; 22: 592-614.

172. Takahashi H, Koehler RC, Brusilow SW, Traystman RJ.
Inhibition of brain glutamine accumulation prevents cerebral edema in

--

hyperammonemic rats.
Am J Physiol, 1991; 261:H825-9.

173. Tamsin A, Knox, MD, MPH, and Lori B, Olans, MD, MPH.
Liver disease in pregnancy.
The New England J of Medecine, 1996 August 22; Vol335, N° 8: 569-576.

174. Tank PD, Nadanwar YS, Mayadeo NM.
Outcome of pregnancy with severe liver disease.
International Journal of Gynecology & Obstetrics, 2002; 76: 27-31.

175. Taylor GJ, Cohen B.
Ergonovine-induced coronary artery spasm and myocardial infarction after normal delivery.
Obstet Gynecol, 1985; 66 : 821-2.

176. Treem WR, Rinaldo P, Hale DE et al.
Acute fatty liver of pregnancy, hemolysis Elevated Liver enzymes, Low Platelets syndrome and long chain 3-hydroxyacyl-CoA dehydrogenase deficiency.
Am J Gastroenterol, 1996; 91:2293-2300.

177. Treem WR, Rinaldo P, Hale DE, et al.
Is acute fatty liver of pregnancy a metabolic defect?
Hepatology, 1994; 19: 339-345.

178. Trey C, Davidson CS.
The management of fulminant hepatic failure. In: Popper H, Shaffner F, eds. Progress in Liver Diseases.
New York: Grune & Stratton, 1970; 282:98.

179. Usta IM, Barton JR, Amon EA and Gonzalez A, Sibai BM.
Acute fatty liver of pregnancy: an experience in the diagnosis and management of forteen cases.
Am J Obstet Gynecol, 1994; 171/5: 1342-1347.

180. Vale JA, Proudfoot AT.
Paracetamol (acetaminophen) poisoning.
Lancet, 1995; 346:547-52.

181. Valla D, Flejou JF, Lebrec D, Bernuau J, Rueff B, Salzmann JL et al.
Portal hypertension and ascites in acute hepatitis: clinical, hemodynamic and histological correlations.
Hepatology, 1989; 10:482-7.

182. Van Der Rut CCD, Schalm SW, Meulstee J, Stunen T.
Traitement par flumazénil pour l'encéphalopathie hépatique.

Gastroenterol Clin Biol, 1995; 19:572-80.

183. Vanjak D, Moreau R.
Intrahepatic cholestasis of pregnancyand acute fatty liver of pregnancy.
Gastroenterology, 1991; 100: 1123-5.

184. Varner M, Rinderknecht NK.
Acute fatty metamophosis of pregnancy, A maternal mortality and literature review.
J Reprod Med, 1980; 24: 177-180.

185. Vaucher E, Pagneux GP, Camaud B, Blanc F.
Stéatose hépatique aigue gravidique et anémie hémolytique intravasculaire.
Gastro-entrevol Celini Biol, 1987; 11:832.

186. Vigil-De Gracia P, Lavergne JA.
Acute fatty liver of pregnancy.
International Journal of Gynecology & Obstetrics, 2001; 72: 193-195.

187. Vigil-De Gracia P.
Acute fatty liver and HELLP syndrome: two distinct pregnancy disorders.
International Journal of Gynecology & Obstetrics, 2001; 73: 215-220.

188. Watson WJ, Seeds JW.
Acute fatty liver of pregnancy.
Obstet Gynecol Surv, 1990; 45: 585-93.

189. Weinstein I, Cook G A, and Heimberg M.
Regulation by oestrogen of carnitine palmitoyltransferase in hepatic mitochondria.
Biochem J, 1986; 237: 593-596.

190. Weinstein I, Argilaga C, Werner H V and Heimberg M.
Effects of ethynyloestradiol on the metabolism of (1-14C) oleate by perfused livers and
hepatocytes from female rats.
Biochem J, 1979; 180:265-271.

191. Weiwen Ynag MD, Zhongji Shen MD.
Acute fatty liver of pregnancy:an experience of diagnosis and management of eight
cases.
Prim, Care Update Ob Gyns, 1998 Jul 1; 5(4): 191.

192. Wendon JA, Harrison PM, Keays R, Williams R.
Cerebral blood flow and metabolism in fulminant liver failure.
Hepatology, 1994; 19:1407-13.

193. Wilken B, Leung KC, Hammond J, Kamath R, Leonard JV.
Pregnancy and fetal long chain 3-hydroxyacyl-CoA dehydrogenase deficiency.

--

Lancet, 1993; 341: 407-8.

194. William R,Treem MD, Marie E,Shoup RN, Daniel E,Hale MD.
Acute fatty liver of pregnan, Hemolysis, Elevated Liver Enzymes, and Low Platelets
Syndrome, and Long chain 3-hydroxyacyl-CoA dehydrogenase deficiency.
Am J Obstet Gynecol, 1996; Vol 91, N° 11: 2293-300.

195. Williams R, Gimson AES.
Intensive liver care and management of acute hepatic failure.
Dig Dis Sci, 1991; 36:820-5.

196. Williams R, Wendon J.
Indications for orthotopic liver transplantation in fulminant liver failure.
Hepatology, 1994; 20:5S-10S.

197. Wolf LJ.
Liver disease in pregnancy.
Med Clin North Am, 1996; 80: 1167-87.

198. Zimmerman H J.
Agents employed in the treatment of infections and parasitics diseases.
In: Hepatotoxicity, Appleton-Century-Crofts, édit, New York, 1978; 468-509.

Plan

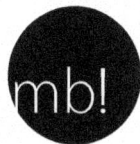

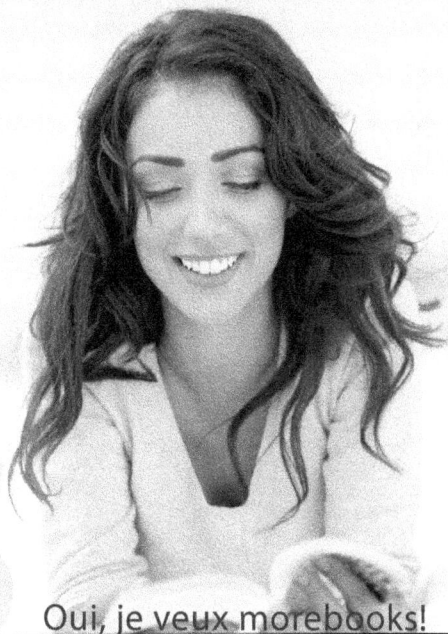